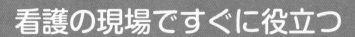

看護の現場ですぐに役立つ

新生児看護のキホン

赤ちゃんのいのちを守る技術が身に付く！

菅野 さやか 編著

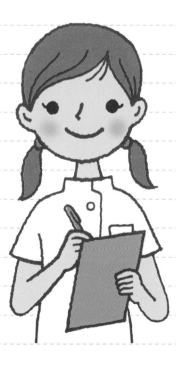

秀和システム

はじめに

　みなさまこんにちは！　新生児看護の世界へようこそ！　これから新生児看護を学ぶ方も、もう実際に現場に入っている方も、この本を手にとってくださったことをとてもうれしく感じております。

　学校では成人看護が多くの部分を占めており、小児看護、ましてやその中の新生児看護は非常に狭い分野です。超高齢社会となり、どうしても高齢者のほうへ社会の目が向きがちですが、人生の入り口もとても重要です。出生直後のケア次第でその子の人生が大きく変わる可能性があるからです。私たちの役割は、マイナス要因を極力抑え、命がもつ力を十分に発揮できるように環境を提供することです。

　胎内から胎外へ、という劇的な変化の真っただ中にいる新生児を看護するうえで、生理学的な知識を身につけておくことはとても重要です。適切なアセスメントや観察ポイント、疾患の理解につながり、異常の早期発見や合併症の回避も可能となります。

　また、新生児は言語的なコミュニケーションがとれません。彼らを看護するために私たちの観察やアセスメント、相手を思いやる気持ちがよりいっそう重要です。新生児の行動を読み取り、ケアの方法やタイミングを考えてストレスの少ないケア、発達を促進するケアを提供することは、新生児のよりよい発達につながるのです。

　そして新生児看護の中で、家族看護は切り離すことができません。すべての命は愛される存在です。私たちの役割は新生児と家族をつないでいくことです。誰しも自分の子どもがNICUに入院することを希望しません。NICUに入院するというのは、自分の子どもの生命が不安定だという現実を突き付けられ、感情が大きく揺さぶられる、危機的な出来事なのです。みなさんが親の立場だったら？　と、ぜひ親の心に寄り添っていただきたいと思います。揺れ動く感情の中で家族になっていく親と子——この家族形成期において非常に重要な役割を担っていることを理解し、新生児と家族を大きく包んでサポートしていただけたらと思います。

　この本は新生児看護に必要な基本的な知識を、ポイントをおさえて一冊に凝縮しました。これから学んでいかれるみなさまの新生児看護の理解の出発点になり、少しでも疑問の解決につながるとうれしいです。

　この本を手に取ったみなさまの支援で、すべての赤ちゃんが愛され、家族も擁護され、それぞれの人生を健やかに歩んでいけますように。そしてみなさまもケアすることを通してケアされ、実りある豊かな時間を生きられますように願っています。

菅野　さやか

看護の現場ですぐに役立つ
新生児看護のキホン

chapter
1 新生児看護とは

chapter
2 生理学的適応を助けるケア

chapter 3 神経行動学的発達を助けるケア

chapter 4 日常生活援助

chapter 5 新生児蘇生

chapter
6 家族看護

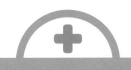

本書の使い方

本書はchapter 1からchapter 6までで構成されています。

chapter 1　新生児看護とは

　新生児看護には、成人看護とは異なる特殊性があります。まずはその特徴をみてみましょう。

chapter 2　生理学的適応を助けるケア

　新生児が胎外生活に適応するための支援に、生理学的な知識は欠かせません。基礎知識と基本的なケアをおさえましょう。

chapter 3　神経行動学的発達を助けるケア

　新生児は成長発達の過程にあります。よりよい発達を目指して、ディベロップメンタルケアが大切です。

chapter 4　日常生活援助

　新生児への日常生活援助においては、生理学的な知識と神経行動学的な知識を踏まえてケアを提供することが大切です。

chapter 5　新生児蘇生

　新生児仮死の予防のために新生児蘇生が大切です。また、NICUでの急変のときにもこの知識が使えます。

chapter 6　家族看護

　新生児看護において家族看護は必須です。新生児が愛され、家族も擁護され、それぞれの人生を健やかに生きられるように支援します。

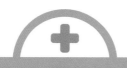

本書の特長

　本書の大きな特長は、新生児看護に必要な生理学的知識や神経行動学的知識とそれらを踏まえたケア、蘇生、日常生活援助から、家族看護に至るまで、基本的なポイントをおさえて一冊に凝縮しているところです。

役立つ　新生児看護に必要な知識がこの一冊でわかる
ポイント1

　新生児看護には、胎内から胎外への変化についての生理学的な知識が欠かせません。基本的に知っておいてほしい知識を、ポイントを絞ってぎゅっと詰めこみました。また、NICUを取り巻く情報についてもこの一冊で基本的なことがおさえられます。

役立つ　ビジュアルでわかる
ポイント2

　生理学的な知識や技術援助などは、なかなかわかりにくい部分であると感じています。みなさんの理解に少しでも役立つように図や写真、挿絵をできるだけ取り入れています。

役立つ　明日からのチャレンジにつながる！
ポイント3

　明日からチャレンジしてみよう！　とみなさんが思えるようにメッセージを込めました。誰でも最初からできる人はいません。ぜひ、チャレンジしてみてくださいね。

この本の登場人物

本書の内容をより深く理解していただくために
ベテランナース、先輩ナースから新人ナースへ、アドバイスやポイントの説明をしています。

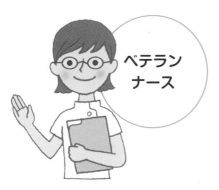

ベテラン
ナース

看護師歴10年。優しさの中にも厳しい指導を信念
としています。

先輩
ナース

看護師歴5年。身近な先輩であり、新人ナースの指
導役でもあります。

新人
ナース

看護師歴1年。看護の関わり方、ケアについて勉強し
ています。医師や先輩たちのアドバイスを受けて早
く一人前のナースになることを目指しています。

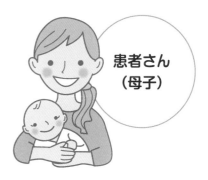

患者さん
（母子）

出産されたお母さんからも、ナースへの気持ちな
どを語っていただきます。

MEMO

chapter 1

新生児看護とは

新生児看護には、成人看護とは異なる特殊性があります。

まずはその特徴をみてみましょう。

新生児看護とは

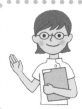 新生児看護の特徴は、身体機能の未熟性と発達過程を踏まえた全身管理が重要であること、対象となる患者さんと非言語的なコミュニケーションをとる必要があること、家族看護が外せないこと、新生児の倫理を常に考える必要があること、があげられます。

身体機能の未熟性と発達過程を踏まえた全身管理

新生児は、胎児期には胎盤を介して母体から栄養をもらいガス交換がされていますが、出生後は自身の肺でガス交換を行い、自身の力で栄養や水分を補っていかねばならないという劇的な変化の中にいます。早産であればあるほどその身体機能はまだ発達段階であることが多く、身体の未熟性という問題が出てきます。未熟性を踏まえて全身管理をしていくことが大切です。また、新生児は具合が悪くなると状態が急激に悪化しますので、いかにして小さな変化をキャッチし、異常を早期に発見できるかがカギです。そのために私たち看護師の観察の力がとても重要です。これは新生児にとって欠かせない、生理学的な適応を助けるケアにつながります。

また、新生児は発達の過程にあります。児の健やかな発達のために、急性期のうちに配慮すべき点があります。以前は、"後遺症なき生存"（intact survival）といわれていましたが、今は"よりよい発達を伴う生存"を目指しています。このために、発達促進を目的とするケアとしてディベロップメンタルケアを提供する必要があります。神経行動学的な発達を助けるケアです。

非言語的コミュニケーション

新生児は言語的なコミュニケーションがとれませんので、モニター値の推移や経時的な状態変化などに敏感になることが重要です。私たち看護師がそれらをキャッチしていくことが、異常の早期発見と早期対応につながります。また、新生児は言葉を発しませんが、泣いたり、気持ちよさそうな表情をしたり、手足を突っ張ったり、いろいろな行動でサインを出してくれています。新生児が何をいわんとしているか、感覚を研ぎ澄ましてサインを読み取り、ケアに活かしていくことが大切です。

外せない家族看護

新生児看護では、患者さんは新生児ですが、家族看護も決して切り離すことができません。家族看護は患者さんへのケアと共に、新生児看護の両輪になっているといっていいでしょう。どんなに懸命に新生児を救命しても、家族に愛されない新生児は生きていくことができません。新生児が愛され、新生児を含めた家族が健やかにそれぞれの歴史を築いていけるように、家族を支援することが私たちの大切な役割です。

新生児看護の倫理

新生児が言語的なコミュニケーションをとれないことで様々な倫理問題が発生します。

●生命倫理

超低出生体重児や重症新生児仮死、致死的な奇形を有する児など、重篤な状態や予後不良な状態にある新生児に治療を提供するか否かを問われることがあります。先ほども述べましたが、新生児は言語的なコミュニケーションをとれないため、自分の意思を私たちに伝えることができません。よって、治療・看護方針はすべて本人ではなく保護者である親に対して説明されます。親が代諾者となるわけです。方針の決定において、最も揺らいではいけない軸は患者さんの利益です。ここを守りながら、家族の価値観と医療者の倫理観を丁寧にすり合わせていくという過程が非常に大切です。ただ、残念ながら新生児に残された時間がない場合もあります。私たち看護師は常に看護師としての倫理観を大切にしながら、家族の価値観も尊重し、家族が重い決断をする際に孤独感を味わうことのないよう、寄り添って援助していくことが大切です。

「重篤な疾患を持つ新生児の家族と医療スタッフの話し合いのガイドライン」（日本新生児成育医学会、2004年）というものがあります。念頭に置いていただきたいのは、病状や今後予測されることを説明し、家族の揺れ動く気持ちに寄り添い配慮しながら、「意思決定をサポートするための話し合い」を繰り返し行うためのガイドラインであるということです。決して終末期を告げるための告知の場が「話し合い」ではないということです。家族を孤立させず、子どもの最善の利益を共に考えていく姿勢が大切です。

●日常生活の中の倫理

成人病棟に比べると、新生児のプライバシーに対する意識はどうしても低くなってしまう現状があります。例えば、成人病棟ではオムツ交換や全身清拭（せいしき）の際にはカーテンを引いてプライバシーを保護しますが、新生児の場合はどうでしょう。自分がプライバシーを保護されないまま、周囲の人にオムツを交換されるところを想像してみてください。これはほんの一例で、成人では行われないようなことが新生児には行われる、ということがどうしようもなくあったりします。私たちが何気なく行っているケアの中には倫理的な葛藤の渦の中にあるものが存在することを、私たちは認識する必要があります。常に自分がケアを受ける立場であったらと考え、想いを馳（は）せて環境を見渡してみてください。何気なくケアを実施するのではなく、倫理的葛藤が存在する事実を知ったうえで、配慮あるケアを行いましょう。

NICU・GCU

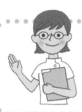

新生児のための病棟は、NICU（Neonatal Intensive Care Unit：新生児集中治療室）とGCU（Growing Care Unit：治療回復室）があります。それぞれ役割が異なります。

NICU

NICUはNeonatal Intensive Care Unitの**略で、新生児集中治療室**といわれるものです。厚生労働省によって施設基準が定められています。専任医師が常時勤務し、看護師の配置は3対1以上です。1床あたり7m²以上であるとか、バイオクリーンルーム（空気中に浮遊する微生物や胞子の数や量を少なくするように管理した部屋）であるなどの基準があります。

NICUに入院する新生児は、集中治療を必要とする児です。早産児、低出生体重児、先天性疾患児（消化器、脳、心臓など）、新生児仮死、染色体異常の児、などはNICUでの治療が必要になることが多いです。

NICUには、保育器、人工呼吸器、輸注ポンプ、モニター類など、多くの機械があります。特に人工呼吸器は数種類常備されています。たくさんの機械の取り扱いやアラーム対応など、煩雑なことが多くなる状況にあります。また、児の状態も集中ケアを必要としますので、看護師は常に繊細な気配りが必要です。NICUでは、児が急性期を脱し、安定した状態となることを目指します。

GCU

GCUはGrowing Care Unitの略で、**治療回復室**といわれるものです。NICUほどの厳しい基準ではないですが、厚生労働省によって施設基準が定められています。専任の医師は医療機関に1名以上配置されていること、看護師の配置は6対1以上であることなどです。

GCUに入院する新生児は、NICUでの集中治療を終え、家庭内養育を目指す段階にある児です。体重増加や、経口哺乳の確立等を目指す児です。

NICUと違い、機械類は格段に少なくなります。GCUでは家庭内養育を目指しますので、児が家庭内養育可能な状態になるまでサポートすることが重要になります。また、家族が自信をもって家庭内養育へ向かえるように親を支え、準備していきます。

正期産児の特徴

妊娠37週0日から妊娠41週6日までに出生した児を正期産児といいます。一般的に新生児は、正期産で仮死がなく出生しても、それだけでは正常新生児にはなりません。呼吸の確立、胎児循環から新生児循環への移行、哺乳の確立、体温の保持、新生児黄疸等の出生に伴う適応過程が順調であること、かつ、出生後の経過で疾患がないことが確認されて初めて、正常新生児と判断されます。

正期産児（正常新生児）の特徴

正期産児には下表のような身体的特徴があります。成人にはみられない特徴や、成長に伴い時期が来ると消失するもの、母体からのホルモンの影響により一時的に生じるものなど、出生時にみられても疾患でないものがあります。

▼正期産児（正常新生児）の身体的特徴

部位	特徴
頭部	・大泉門と小泉門の開大 ・冠状縫合の重合 ・産瘤や頭血腫 ・矢状縫合の離開・重合
腹部	・柔らかく、軽度に膨らんでいる
呼吸	・腹式呼吸 ・主に鼻呼吸
筋緊張	・筋トーヌスは正常 ・四肢を活発に動かす ・上肢はW型・下肢はM型の屈曲位

顔面	・分娩時に起こる静脈のうっ血により眼球結膜出血がみられることがある
	   ➡1か月頃までには自然消失する
	・内斜視がみられることがある
	・鼻尖部に鼻皮脂がみられる
	・耳介の上端は、外眼角と外後頭隆起とを結んだ線より高い
	・歯肉や口腔蓋にみられる白色の数mmの腫瘤（エプスタインの真珠）がみられることがある
	   ➡1〜2か月で自然消失する

▼正期産児（正常新生児）の身体的特徴（続き）

部位	特徴
皮膚	・ピンク～赤色の皮膚 ・胎脂がみられる ・乾燥した皮膚　➡2～3日頃より落屑がみられる ・手のひらや足底にしわがある ・産毛が肩から上腕部に残っている ・乳頭がはっきりしている ・約半数に中毒性紅斑がみられる
男児	・陰嚢内に睾丸を触知し、陰嚢水腫がみられることがある
女児	・大陰唇が小陰唇と陰核を覆っている ・母体からのホルモンの影響により新生児月経や処女膜ポリープがみられることがある

生理的黄疸

　黄疸とは，高ビリルビン血症が原因で皮膚および眼球が黄色く変色することです。ほぼすべての新生児に生理的な高ビリルビン血症が起こります。新生児は生理的に多血症であり、新生児の赤血球は寿命が比較的短いためにビリルビンの産生が増加します。また、腸内の細菌レベルが低いことと抱合型ビリルビンの加水分解の増加とが組み合わさって腸肝循環を亢進させ、ビリルビンを吸収します。そのため、高ビリルビン血症となります。ビリルビン値は生後3～4日で18mg/dLまで上昇することがあり、その後下降します。生理的黄疸は通常、臨床的には問題にならず、1週間以内に消失します。

生理的体重減少

　新生児は出生後に一時的な体重減少を認めます。皮膚や肺からの不感蒸泄、胎便、尿などが摂取量より多いため相対的に体重減少が起こります。体重減少は、出生体重の5～10%程度です。生後2～4日で一番減少し、7～12日で出生体重に戻ります。

血糖値

新生児の血糖値は、出生後に母体からの糖の供給が途絶えること、胎外環境への適応や寒冷刺激などによりエネルギー消費を必要とすることにより、生理的に低下します。出生後1時間ほどで最低値となり、その後は血糖の低下に反応しインスリン分泌が抑制されて回復します。正期産児の血糖値が40mg/dL未満の場合は低血糖とみなされます。

新生児の低血糖症状は、易刺激性、泣き声の異常、痙攣、元気のなさ、無呼吸発作、頻呼吸、哺乳不良、筋緊張低下など、必ずしも特異的なものではなく無症状であることも多いため、注意しましょう。

新生児が受ける検査

●新生児マススクリーニング

生後4〜7日目の新生児を対象に、「内分泌疾患（ホルモンの異常）」と「先天的な代謝異常（栄養素の利用の障害）」を早期に発見するための検査です。公費負担で、すべての新生児が検査を受けます。

●新生児聴覚スクリーニング

先天性難聴の出現頻度は1000人に1〜2人とされており、他の先天性疾患に比べて頻度が高いことが特徴です。新生児聴覚スクリーニングを受けることで早期に難聴を発見し、早期治療を開始することができます。聴覚検査方法には、自動聴性脳幹反応検査（AABR）と耳音響放射検査（OAE）の2種類があります。厚生労働省はAABRを推奨しています。

▼新生児マススクリーニング

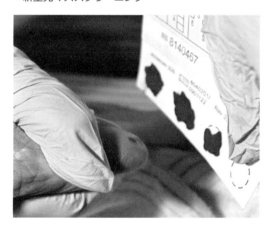

低出生体重児の特徴

出生体重が2500g未満の児を**低出生体重児**といいます。1500g未満で出生した児を**極低出生体重児**、1000g未満で出生した児を超低出生体重児といいます。特に、極低出生体重児や超低出生体重児では高度な医療、ケアが必要となります。低出生体重児として出生した児のほとんどは早期産（在胎22週以降37週未満）ですが、体重は2500g以上だが早期産であったり、その逆に正期産だが低出生体重児として出生する新生児もいます。在胎週数と出生体重の組み合わせにより特徴が異なるため注意が必要です。

 ## 出生体重と在胎週数の組み合わせ区分

AFD (appropriate for dates)：在胎週数に対して正常範囲内の体重（出生体重が10〜90パーセンタイルの間）

LFD (light for dates)　：在胎週数に対して体重が小さい（出生体重が10パーセンタイル以下で身長が10パーセンタイル以上）

SFD (small for dates)　：在胎週数に対して体重と身長が小さい（身長、体重が共に10パーセンタイル以下）

HFD (heavy for dates)：在胎週数に対して体重が大きい（出生体重が90パーセンタイル以上）

▼胎児発育曲線上からの新生児の分類

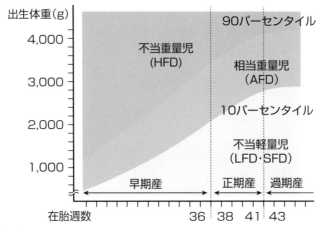

出典：国際疾病分類第10版　ICD10

低出生体重児の特徴

　低出生体重児には下表のような身体的特徴があ
ります。未熟性に起因する特徴や、成長に伴い時
期が来ると消失するもの、成長に伴い一定の時期
が来ないと生成されないもの、出生に伴い胎外環
境下で消失するものなどがあります。

▼低出生体重児（早産児）の身体的特徴

部位	特徴
呼吸	・肺の発生 　　16〜26週：管腔期 　　24〜38週：嚢胞期 　　36週〜8歳：肺胞期 ・肺サーファクタントの分泌：23〜24週頃には肺胞内へ分泌 　　　　　　　　　　　　　　34週頃より十分な生成・分泌 ・呼吸調節機能が未熟で、中枢性無呼吸をきたしやすい
栄養	・肝臓でのグリコーゲン貯蔵が少なく低血糖に陥りやすい 　　　　　　　　　　➡28週未満で出生の場合、貯蔵グリコーゲンはほとんどない ・消化管機能が未熟で、蠕動運動も不十分である ・吸啜、嚥下機能が未熟で経口摂取は困難である ・34週頃より吸啜、嚥下機能が成熟し協調できる
体温	・不感蒸泄が増加しやすく体温が低下しやすい
感染	・易感染状態にある　➡32週以降IgGの移行
筋緊張	・筋トーヌスは低い ・四肢を伸展したままの不良肢位である
循環	・心拍数依存：右室優位・高心拍状態＋未熟な心筋　➡心拍数依存 ・20〜24週から副交感神経優位に発達　➡容易に迷走神経反射が起こる ・卵円孔や動脈管の閉鎖が遅れる傾向にある　➡早産児ほど酸素に対する反応性は低い
皮膚	・角質の発達　➡新生児や成人の角質層は15層以上 　　　　　　　在胎30週以下では2〜3層 　　　　　　　在胎24週以下では存在しない ・表皮は薄く、なめらかで剥離しやすく水泡を形成しやすい ・皮下脂肪はほとんどない ・胎脂はみられない ・産毛が背中に多数みられる ・28週頃より産毛は減少する
神経	・早産児には脳室上衣下胚層が存在する ・早産児には脳室周囲に無血管領域が存在する ・低酸素、虚血による脳室内出血に至りやすい ・脳血流の自動調節能が未熟 ・ストレスによって容易に血圧、血流が変化する　➡脳に直接影響する ・32週頃より睡眠－覚醒リズムがつきやすくなる

低出生体重児（早産児）にみられる主な疾患

● 呼吸窮迫症候群

早産児にみられる呼吸障害の代表的原因疾患です。肺サーファクタントの絶対的または相対的な不足により、肺胞の拡張が妨げられ換気不全となり、低酸素血症やアシドーシスにより呼吸・循環不全が進行します。在胎34週では、肺サーファクタントの量がほぼ確保されるため、呼吸窮迫症候群に陥る可能性は低くなります。

● 新生児一過性多呼吸

選択的帝王切開や新生児仮死、母体糖尿病等が誘因となって肺水の排泄、吸収遅延によって引き起こされる一過性の呼吸窮迫です。

● 動脈管開存症

早産児は動脈管の壁構造が未熟であり、酸素やプロスタンディンに対する反応性が低く、動脈管の閉鎖が遅延することで臨床的に問題となります。出生後、肺血管抵抗の低下に伴い、動脈管を介した左右短絡が増加し、肺血流が増加する心不全と、体血流減少による臓器血流低下がある場合を症候性動脈管開存症といい、迅速な対応が必要となります。

● 壊死性腸炎

腸管虚血により未熟性の強い腸管粘膜に組織障害が起こり、細菌・真菌感染などの因子が加わることにより腸管に壊死が生じます。壊死部分に穴が空き腹膜炎を起こしたり、敗血症を合併することがあります。

● 脳室内出血

早産児の血管は脆弱であり、上衣下胚層を有します。上衣下胚層は脆弱な細胞層であり、血管は鋭角に走行しています。また、脳血流の自動調節能が未熟で、血圧の変動に対する脳血流の恒常性の維持が困難であり、容易に出血します。多くは生後72時間以内の適応の時期に起こりやすいです。脳室内出血後は頭蓋内出血後水頭症の出現に留意します。

● 新生児晩期循環不全

早産児、特に28週未満の超早産児の全身状態が比較的安定した時期に、感染症など明らかな誘因なく突然の血圧低下、尿量減少、体重増加などの循環不全が生じます。脳室周囲白質軟化症の危険因子であり、診断と治療を速やかに行う必要があります。

● 無呼吸徐脈発作

20秒以上の呼吸停止またはチアノーゼ、徐脈を伴うものを**無呼吸**といいます。34週未満の早産児では40%に、28週未満ではほぼ全例にみられます。無呼吸徐脈発作には、中枢性・閉塞性・混合性の3種があります。**中枢性**は、呼吸運動と気道への空気の流入が共に停止するものです。**閉塞性**は、呼吸運動はなされているにもかかわらず、気道への空気の流入がないものをいいます。

胎児発育不全（FGR：Fetal Growth Restriction）

何らかの原因により子宮内で胎児の発育が障害され、妊娠週数相当の発育ができなかった状態と定義されています。日本産科婦人科学会では胎児推定体重が−1.5SD＊（標準偏差）未満と定義されています。

●胎児発育不全の分類

① **symmetrical type（均衡型）**：体重、身長、頭囲すべてが全体的に小さいタイプです。染色体異常、胎内感染、薬物服用が原因となることが多いです。

② **asymmetrical type（不均衡型）**：頭囲は比較的正常に保たれていて、体重のみが小さいタイプです。母体の妊娠高血圧症候群などの合併症や胎児胎盤循環不全による栄養障害が原因となることが多いです。

③ **combined type**：①②の混合型です。

●胎児発育不全出生児の合併症

心不全：長期にわたる低酸素血症が心機能を低下させ、出生直後に心拡大や心不全、肺出血に至ることがあります。

低血糖：肝グリコーゲンの貯蔵が少なく、グリコーゲンの分解や糖新生の遅延が要因となります。また、組織レベルの低酸素血症が膵臓のβ細胞を刺激し、高インスリン血症を合併し治療抵抗性の低血糖がみられることがあります。

消化管異常：子宮内では腸管機能は抑えられていますが、低酸素血症が続くとダイビング反射でさらに腸管の血流が減少し、出生後も腸管の機能が低下します。機能低下に伴い、壊死性腸炎や胎便栓症候群のリスクが高くなります。腸管の器質的異常がなくても経腸栄養の確立が進まない症例もみられます。面会時の母親への心理的支援や助産師との協働が重要となります。

多血症：長期にわたる低酸素血症によりエリスロポエチンの分泌が刺激され、赤血球が増加するために多血症が高頻度に認められます。

易感染状態：IgGの胎盤通過が減少していることに加え、低栄養状態はリンパ球の免疫産生能を減少させ感染のリスクが高くなります。

低体温：熱産生に必要な脂肪の蓄積が少なく、低体温のリスクが高くなります。

低出生体重児の看護はTimeでなくMindが基本です。細かい時間の取り決めにこだわらず、一人ひとりがいかに新生児のことを考えてケアを行うか、その心がけが一番大切です。

ベテランナース

＊ **SD** Standard Deviationの略。

超早産児(20週台)の特徴

在胎28週未満(在胎27週6日まで)に出生した児を**超早産児**といいます。超早産児は、未熟性に起因する特異な医学的問題が多い時期であり、特別な医療・ケアが必要となります。

呼吸

超早産児となる在胎28週未満は、管腔期・嚢胞期と呼ばれる時期であり、肺サーファクタントを分泌する時期でもあります。しかし、その生産分泌量は不十分であり、呼吸窮迫症候群を高率に発症します。人工肺サーファクタント補充療法を行うことを想定し、気管チューブの管理や人工肺サーファクタント補充療法後の循環動態の変化に留意して観察を行う必要があります。

循環

超早産児の心筋の筋線維は在胎期間が短いほど少なく、カテコールアミンの含有量や反応性も乏しい特徴があります。また、前負荷・後負荷に対する予備能力も低く、容易に心不全に陥りやすくなります。動脈管開存は全例に認め、左右短絡による負荷により容易に心不全に陥るリスクが高くなります。

栄養

超早産児の耐糖調整能の範囲は狭く、容易に低血糖、高血糖となります。重篤な神経学的後遺症を招く恐れもあるため、適切な対応が必要となります。急速な脳の発育の時期でもあり、栄養障害により発達・発育に影響を及ぼさないよう、早期に経腸栄養を開始し消化管機能の成熟、酵素・ホルモンの分泌促進を図ります。このことは、壊死性腸炎の発生率低下にも有用といわれています。

感染

感染原因微生物は皮膚、肺、消化管などの粘膜より侵入しますが、超早産児の皮膚は角質層がなく、消化管は生後、細菌叢がないためバリア機能が弱く、原因微生物が容易に侵入します。正常細菌叢の形成のために早期のプロバイオティクス（ビフィズス菌など）投与が有用といわれています。

神経

上衣下胚層は在胎26週頃までに増大し、その後急速に退縮して消失します。上衣下胚層は脆弱な毛細血管の集合体で代謝が亢進した組織であり、低酸素や虚血による影響を受けやすくなります。生後72時間は脳室内出血の好発時期であり、その間はミニマルハンドリングに努め血圧の変動や低酸素を予防する必要があります。

電解質

体重に比して体表面積が大きく、皮膚の未熟性により不感蒸泄（IWL*）が多くなります。IWLを抑えるために閉鎖型保育器に収容し高加湿で管理する必要があります。また、IWLがナトリウム排泄量に比べて多いため高ナトリウム血症となりやすく、尿量と血清ナトリウム値を参考に輸液量が決定されます。

体温

新生児の熱産生では、褐色脂肪組織で主に行われる科学的熱産生が重要な機序となりますが、超早産児ではこの褐色脂肪細胞が存在せず、熱産生能力は極めて低くなります。また、体重が小さいほど、熱産生に対する熱喪失の比率も高くなります。さらに、超早産児の皮膚は角質層が2〜3層、24週未満では角質層がないという特徴があります。そのため、蒸散による熱の喪失が大きく低体温に陥りやすくなり、一度低体温に陥ると回復に難渋します。蒸散を防ぐために、出生直後から約1週間は高湿度を保つ必要があります。蒸散による熱喪失を最小限にするため、プラスチックバッグやラップフィルムを使用する場合があります。

＊IWL　Insensible Water Lossの略。

保育器の役割

保育器にはフードがある閉鎖型保育器、フードのない開放型保育器、搬送に使用する運搬用保育器があります。

保育器

ここでは、**閉鎖型保育器**（以下、保育器）について説明します。保育器には、主に保温、加湿、感染予防、酸素供給の4つの役割があります。

▼閉鎖型保育器

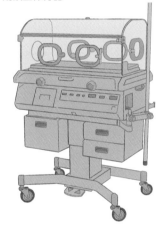

閉鎖型保育器と開放型保育器の両方の機能を備えた一体化定置型保育器も販売されています。それぞれの熱源を理解し、機能の利点を活かして、新生児によりよい環境を提供しましょう。

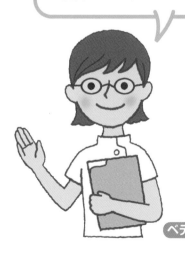
ベテランナース

保温

新生児医療の3大原則の1つである保温は一番重要な機能です。新生児は成人に比べ体重単位あたりの体表面積が大きく、皮下組織が薄いため、体温を自分で維持することがとても難しいです。また、環境温度にも影響を受けやすいため、容易に低・高体温となります。新生児が最小のエネルギー消費で体温を一定に保つことができる中性温度環境を常に維持することが重要です。器内温度は23.0～37.0℃、オーバーライド機能（37.0℃以上の器内温度に設定する）使用時は37.1～39.0℃に設定できます。

加湿

　蒸散（体の水分が気体に変わるときに熱を喪失する）によって体温が奪われていくことを防ぐために、閉鎖型保育器内の湿度を調節します。

酸素供給

　新生児の肺は発達途中であり、在胎34周未満では肺サーファクタントの分泌量も少なく呼吸障害に陥りやすくなります。その治療のために必要な酸素を供給できます。酸素濃度は22〜70%に設定できます。

感染予防

　新生児は免疫学的に易感染性の状態にあり、感染症は重篤化しやすく、致命的な事態に陥ることがあります。閉鎖型保育器の高温多湿の環境は、細菌・真菌等の繁殖に適しています。そのため、閉鎖型保育器内の空気はフィルターによりろ過して、ほこりや細菌の進入を防いでいます。

閉鎖型保育器の特徴

　閉鎖型保育器は、ヒーターによって温められた空気と、加湿槽の水を沸騰させることで発生した蒸気により、設定した温度・湿度に器内を保ち、新生児に至適環境を保持します。長所は、器内の温度・湿度を設定でき至適環境に制御しやすく、加湿もできることです。また、酸素を供給することができます。短所は、手入れ窓からしか処置やケアができないため、ケアしにくい場合があることです。また、手入れ窓を長時間開窓していると、器内温度、湿度、酸素濃度が低下します。

開放型保育器の特徴

　開放型保育器は、上部に取り付けられたヒーターの放射熱を利用して新生児を加温します。長所はすばやく加温できることです。短所は、外気にさらされるため、対流の影響を受け、不感蒸泄が多くなることです。

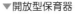
▼開放型保育器

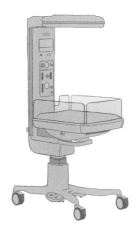

医療費助成制度

 **医療費助成制度**とは、医療機関にかかることで発生する医療費の負担を軽減する目的で、国および地方公共団体が実施している福祉制度です。この制度は公費負担医療制度と公費以外の医療費助成制度の2種類に大別できます。

公費負担医療制度とは

個々の法律に基づく制度であり、医療機関窓口での支払いが直接免除されます。障害者総合支援法に基づく育成医療や精神通院医療、母子保健法に基づく養育医療、児童福祉法に基づく小児慢性特定疾病、その他の法律に基づく特定疾病・生活保護・公害医療などの公費負担制度があります。医療機関は、患者に請求すべき一部負担金を、国または地方公共団体に請求します。多くは病名により認定されます。

公費以外の医療費助成制度とは

健康保険制度や各地方公共団体の条例に基づく制度であり、医療機関の窓口で支払った一部負担金の一部または全部が、後日、保険者または地方公共団体から払い戻されます。主な制度には、高額療養費制度、家族療養付加金制度、重度心身障害者医療費助成制度、ひとり親家庭等医療費助成制度、乳幼児医療費助成制度などがあります。

子どもに関連する主な公費負担医療制度

●養育医療

対象者は次表を参照。新生児が指定病院に入院する場合に、医療費が助成されます。ただし、所得に応じた自己負担金があります。

新生児集中治療室で養育医療の対象となるのは、出生時から指定養育医療機関で入院治療を受けた場合のみとなります。そのため、児の状態が落ち着いて別の病院へ転院した場合は、転院先では養育医療の対象とならない場合があります。

●育成医療

対象者は次表を参照。医療費は1割を自己負担します。ただし、所得に応じた自己負担金の上限額が設定されます。

●小児慢性特定疾病医療費助成制度

対象者は次表を参照。18歳到達時点で本制度の対象となっており、かつ18歳到達後も引き続き治療が必要と認められた場合には20歳到達までを含みます。

●難病医療費助成制度

対象者は次表を参照。医療費の2割を自己負担します。ただし、所得に応じた自己負担金の上限額が設定されます。年齢制限はありません。

●生活保護

生活保護制度は、生活に困窮する者に対し、その困窮の程度に応じて必要な保護を行い、健康で文化的な最低限度の生活を保障すると共に、自立を助長することを目的としています。国の一定の保護基準を満たした場合、医療扶助を受けることができます。医療費の自己負担はありません。親が受給している場合があります。

▼公費負担医療制度

公費負担医療制度	対象者
育成医療	身体に障害を有する児童で、その障害を除去・軽減する手術等の治療により確実に効果が期待できる者 (18歳未満) **主な治療例** 1. 手術を伴う入院 2. 肢体不自由に対する理学療法 (リハビリテーション) 3. 聴覚障害、視覚障害、肢体不自由による補装具の支給 4. 人工肛門 5. 中心静脈栄養法 (IVH) など ※疾患や手術の内容により、対象の可否が異なる。
(未熟児) 養育医療	母子保健法に規定する未熟児で医師が入院養育を必要と認めた者 1. 出生時体重2000グラム以下。 2. 生活力が特に薄弱であって次に掲げるいずれかの症状を示すもの。 　1)一般状態 　　①運動不安、痙攣があるもの。 　　②運動が異常に少ないもの。 　2)体温が摂氏34度以下のもの。 　3)呼吸器、循環器系 　　①強度のチアノーゼが持続するもの、チアノーゼ発作を繰り返すもの。 　　②呼吸数が毎分50を超えて増加の傾向にあるか、または毎分30以下のもの。 　　③出血傾向の強いもの。 　4)消化器系 　　①生後24時間以上排便のないもの。 　　②生後48時間以上嘔吐が持続しているもの。 　　③血性吐物、血性便のあるもの。 　5)黄疸 　　生後数時間以内に現れるか、異常に強い黄疸のあるもの。
小児慢性特定疾病 医療費助成制度	小児慢性特定疾病にかかっており、厚生労働大臣が定める疾病の程度である者 (18歳未満)。 1. 慢性に経過する疾病であること。 2. 生命を長期に脅かす疾病であること。 3. 症状や治療が長期にわたって生活の質を低下させる疾病であること。 4. 長期にわたって高額な医療費の負担が続く疾病であること。 上記のすべての要件を満たし、厚生労働大臣が定める者。 **対象疾患群** 1.悪性新生物:例　白血病・リンパ腫 2.慢性腎疾患:例　ネフローゼ症候群・慢性腎不全・腎奇形

公費負担医療制度	対象者
小児慢性特定疾病医療費助成制度（続き）	3. 慢性呼吸器疾患：例　先天性横隔膜ヘルニア・慢性肺疾患 4. 慢性心疾患：例　ファロー四徴症・エプスタイン病・左心低形成症候群 5. 内分泌疾患：例　アルドステロン症・ビタミンＤ依存性くる病 6. 膠原病 7. 糖尿病 8. 先天性代謝異常：例　ミトコンドリア病・アミノ酸代謝異常症 9. 血液疾患：例　巨赤芽球性貧血・先天性プロテインＣ欠乏症 10. 免疫疾患 11. 神経・筋疾患：例　先天性ミオパチー・筋ジストロフィー 12. 慢性消化器疾患：例　短腸症・ヒルシュスプルング病および類縁疾患 13. 染色体または遺伝子に変化を伴う症候群 14. 皮膚疾患：例　先天性魚鱗癬・表皮水疱症 15. 骨系統疾患：例　胸郭不全症候群 16. 脈管系疾患 ※詳細は小児慢性特定疾患病情報センター情報を参照。
難病医療費助成制度	国が指定する333の対象疾病（指定難病）と診断された者。

主な医療費助成制度

●乳幼児医療費助成制度

　各地方公共団体の条例・規則に基づくもので、乳幼児や子どもの入院・通院にかかる医療費の自己負担額が助成されます。すべての地方公共団体で、乳幼児や子どもにかかる医療費の助成制度を導入しています。ただし、地方公共団体によって対象年齢・所得制限、助成範囲などが大きく異なります。

●ひとり親家庭等医療費助成制度

　各地方公共団体の条例・規則に基づくもので、①児童を監護しているひとり親家庭等の母または父、②両親がいない児童などを養育している養育者、③ひとり親家庭等の児童または養育者に養育されている児童で、18歳に達した日の属する年度の末日（障害がある場合は20歳未満）までの者に医療費が助成されます。所得制限があります。

●重度心身障害者医療費助成制度

　各地方公共団体の条例・規則に基づくもので、身体障害者手帳1・2級、療育手帳Ａなどをもつ者を対象に、医療費の自己負担額が助成されます。各都道府県が事業を行っており、その実施主体は各市区町村であり、この助成対象者の内容は各市区町村によって異なります。

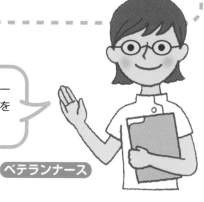

福祉の専門職である医療ソーシャルワーカー（MSW）と協働し、制度変更等の最新情報を患者に提供できるようにしていきましょう。

ベテランナース

chapter 2

生理学的適応を助けるケア

· ·

新生児が胎外生活に適応するための支援に、
生理学的な知識は欠かせません。
基礎知識と基本的なケアをおさえましょう。

呼吸の基礎知識

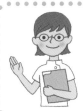
新生児の呼吸生理を理解するためには、新生児ならではの特徴を知る必要があります。新生児の場合、妊娠や分娩中の経過、出生状況は呼吸状態に大きな影響を与えます。新生児の呼吸の特徴を踏まえたアセスメントとケアを習得しましょう。

新生児の呼吸の特徴

新生児の呼吸の特徴について以下に示します。

●肺のガス交換面積が狭い

新生児の体表面積は成人の1/9ですが、肺胞のガス交換面積は成人の1/20といわれています。一方で代謝が盛んで酸素必要量が成人の2〜3倍にもなるので、余力がなく容易に呼吸不全に陥ります。

●気道が細く潰れやすいので気道閉塞が起こりやすい

気道自体が細いことに加えて、気道を支える組織も未発達なため、潰れやすく閉塞しやすいです。そのため、分泌物や気道粘膜の炎症などによって、無気肺や肺気腫を起こしやすくなります。

●胸郭が柔らかく呼吸筋が弱い

呼吸筋が弱いため胸腔内に十分な陰圧をつくれず、疲労しやすく容易に呼吸不全に陥ります。柔らかい胸郭が胸腔の陰圧に引き込まれて、肋間や胸骨下などが凹んで見える陥没呼吸がしばしば観察されます。

●呼吸中枢が未熟

特に早産児では無呼吸発作が頻繁に観察されます。正期産児であっても、感染症や体温の異常などにより無呼吸発作を起こすことがあります。

●強制的鼻呼吸

口呼吸ができるようになるのは6か月以降といわれています。そのため鼻づまりで呼吸障害に陥ることがあります。

●横隔膜優位

成人が胸式呼吸を行うのに対し、新生児は腹式呼吸（横隔膜優位の呼吸）を行っています。そのため、腹部膨満により呼吸状態の悪化を招くことがあります。

●肺血管抵抗が高い

胎児期は肺を使っていないため肺動脈の血管抵抗は高く、肺に血流が行きづらい構造になっています。出生後、徐々に肺血管抵抗は低下し肺への血流が増加しますが、呼吸状態が悪いなど、低酸

素やアシドーシスがあると肺血管抵抗が十分に下がらないことがあるので注意が必要です（「循環の基礎知識」の節も参照）。

● **肺サーファクタントの産生能が未熟**
　サーファクタントは肺胞の膨らみを保つために必要な界面活性物質です。サーファクタントは在胎28週頃から産生されるため、早産児はサーファクタントの不足から呼吸窮迫症候群を引き起こします。早産以外に、肺出血や新生児仮死でもサーファクタント不足が起こることがあります。

● **出生に伴う呼吸の変化がある**
　次の項を参照。

出生に伴う呼吸の変化

　胎児は子宮内では呼吸をしておらず、出生に伴い呼吸が始まります。

● **第一呼吸**
　第一呼吸は、臍帯(さいたい)切断による動脈血酸素分圧の低下や二酸化炭素分圧の上昇、皮膚への寒冷刺激、産道通過時に圧迫されていた胸郭が拡張することなどにより起こるといわれています。第一呼吸には50~60cmH$_2$Oという高い圧を要します。第一呼吸によって肺胞に空気が入ると、新生児は声門を閉じて大きな泣き声を上げます。それにより、呼気時に陽圧がかかり、肺が均一に広がっていきます。

● **肺水の吸収**
　胎児の肺は肺水で満たされています。出産時、産道を通ることで胸郭が圧迫されて全体の約1/3、40~50mLの肺水が排出されます。残りの肺水は毛細血管とリンパ管から吸収されていきます。肺水の吸収がうまくいかないと**新生児一過性多呼吸**を起こします。肺水の吸収にはカテコラミンやステロイドも影響します。そのため陣痛や産道通過のない、帝王切開で出生した新生児には一過性多呼吸が起こりやすくなります。

羊水混濁

　分娩時に胎児が仮死状態となると子宮内で排便し、羊水が混濁してしまうことがあります。混濁した羊水を吸い込んでしまうと、新生児は化学性の肺炎を起こします。この状態を**胎便吸引症候群**といい、出生直後から強い呼吸障害を認めます。

呼吸に対する基本的ケア

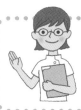

呼吸障害のある新生児には、原因や重症度に応じたサポートが必要となります。呼吸のケアはNICUでは頻繁に行われるので、ケアの根拠を理解しておきましょう。

新生児にみられる呼吸の症状

呼吸障害のある新生児には、次のような症状がみられます。

●努力呼吸

60回／分以上の多呼吸、陥没呼吸、鼻翼呼吸、呻吟（呼気時のうめき）などが観察されます。新生児ががんばって呼吸をしている状態なので、努力呼吸が強いときには何らかの呼吸サポートを検討します。

●無呼吸発作

20秒以上の呼吸停止、または20秒未満でも徐脈やチアノーゼを伴う場合を**無呼吸**といいます。呼吸中枢の未熟性や機能不全などにより呼吸運動そのものが抑制されているものを**中枢性無呼吸**、呼吸運動はあるものの気道の閉塞により無呼吸となっているものを**閉塞性無呼吸**といいます。早産児の無呼吸発作の多くは両者が混在した**混合性無呼吸**です。

●チアノーゼ

血液の酸素不足により皮膚が青紫色に見える現象で、パルスオキシメーターによるSpO_2の評価が一般的です。手のひらや足底のみが青紫色に見える場合を**末梢性チアノーゼ**といい、全身（体幹、口唇、鼻、爪床など）にみられる場合は**中心性チアノーゼ**といいます。正常新生児でも出生直後は中心性チアノーゼがみられることがありますが、通常は時間と共に消失します。チアノーゼがみられる場合は、努力呼吸の有無を観察します。努力呼吸がなく中心性チアノーゼが続く場合には心疾患の可能性も考慮します。多血の場合はチアノーゼが強く見えることも覚えておきましょう。

呼吸障害に対するケア

●体位の工夫

新生児は頭部や舌が大きく、仰向けの状態では頸部が屈曲し気道が閉塞してしまうことがあります。出生直後の初期処置、呼吸障害のある場合、ダウン症児などでは肩枕を使用して気道確保を行います。**腹臥位**は、横隔膜が下がることなどにより呼吸に有利な体位です。

ただし、SIDS（乳幼児突然死症候群）のリスク因子とされているため、腹臥位を行う際には必ずモニターを装着し、退院が近くなったら仰臥位で過ごすようにしましょう。

▼肩枕による気道確保

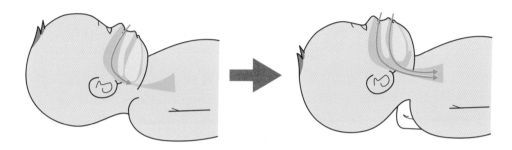

●酸素投与

　主な酸素投与の方法には、保育器内酸素投与、酸素ヘッドボックス、鼻カヌラによる酸素投与があります。保育器やヘッドボックスの場合は開閉による酸素濃度の低下が起こりやすく、鼻カヌラの場合は鼻からの外れにより酸素濃度が不安定になりやすいことに注意します。鼻カヌラでの酸素流量は概ね2Lまでです。それ以上の高流量になると乾燥により鼻粘膜の損傷が起こる可能性があります。

●口鼻腔吸引

　出生直後は羊水が口腔や鼻腔に残っていることがあり、新生児蘇生の一環として**口鼻腔吸引**が必要な場合があります。また、呼吸障害や嚥下障害により口腔内に分泌物が貯留している際や、鼻づまりなどの際にも、気道確保のために吸引が必要になります。口鼻腔吸引は新生児にとって苦痛を伴い、徐脈やSpO_2低下を招くこともあるケアです。ケアの必要性やタイミング、実施した効果をアセスメントし、新生児の苦痛の軽減に努めましょう。

●無呼吸発作への対応

　無呼吸発作が起こったら、胸郭の動きはあるか、チアノーゼや徐脈はあるか、など呼吸状態を観察しましょう。自力で回復しない場合には、声かけ、足底を軽くたたくなどの刺激を与えます。それでも回復がみられない場合には、気道確保を行い、バッグバルブマスクを用いた人工換気をします。無呼吸発作が多くみられる場合、テオフィリン、ドキサプラムなどの薬物療法や、非侵襲的陽圧換気、重度な場合には人工呼吸療法が必要になります。突然の無呼吸発作の増加は、感染症や基礎疾患が隠れていることがあります。

腹部膨満のケア
無呼吸発作や呼吸障害が腹部膨満によって引き起こされることがあります。浣腸やガス抜きなどの看護ケアで呼吸状態が改善することもあります。呼吸だけでなく新生児の全身状態を観察しましょう。

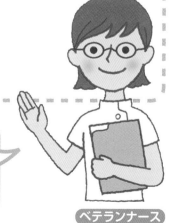

ベテランナース

人工呼吸器の基礎知識

 呼吸障害が強い場合や集中治療が必要な場合には、挿管を伴う人工呼吸管理を行います。ここでは基本的な人工呼吸器の構造やモードについて解説します。

新生児の人工呼吸療法

新生児に使用する人工呼吸器は、成人のものと異なり新生児の小さな換気に対応したものとなっています。様々な種類があるので、施設で使用している呼吸器の特徴を理解しておきましょう。壁配管から供給される空気や酸素は、冷たいドライガスなので、人工呼吸器を使用する際には、必ず加温加湿器を使用します。

人工呼吸器の様々なモード

新生児で使用される基本的な人工呼吸器は**従圧式**と呼ばれ、最大吸気圧（PIP）、呼気終末陽圧（PEEP）、換気回数、吸気時間（Ti）、酸素濃度（FiO_2）を設定して使用します。人工呼吸器は新生児集中ケアに欠かすことができないものですが、生理的呼吸とは異なり肺に圧をかけることとなるため、未熟な肺にダメージを与えてしまうこともあります。肺へのダメージを軽減し、新生児が快適に治療を受けられるよう、優しい呼吸管理を目指した様々なモードが開発されています。

●IMV＊：間欠的強制換気

最もシンプルなモードです。新生児の呼吸のあるなしにかかわらず、設定した圧とタイミングで換気を行います。

▼間欠的強制換気

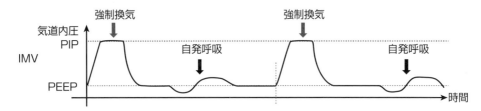

＊IMV　Intermittent Mandatory Ventilation の略。

● SIMV* : 同調式間欠的強制換気

　新生児の呼吸を感知し、同調させるように換気を行うモードです。**トリガーウィンドウ**と呼ばれる一定時間内に自発呼吸を感知すると、そのタイミングに合わせて換気を行います。もしもトリガーウィンドウ内に自発呼吸がなければ、その時点で強制換気を行います。新生児の呼吸に同調す

るので、IMVに比べて、新生児が息を吐こうとしている時に呼吸器が換気を行いぶつかり合ってしまう現象（ファイティング）が起こりづらくなります。SIMVでは、設定した換気回数より多く自発呼吸が起こった場合には、その分の換気についてはサポートされません。

▼同調式間欠的強制換気

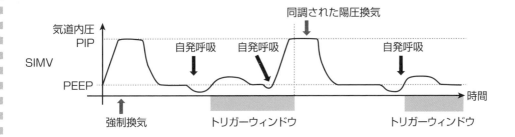

● PSV* : 圧支持換気

　IMVやSIMVでは吸気時間が固定されているのに対して、PSVは吸気時間も変化します。新生児が吸気をやめて呼気へ移行すると、それに合わせて呼吸器も吸気を終了します。PSVモードで設定するのはPEEPと、PS圧（PIP）のみとなり、より自発呼吸を活かすモードです。

　SIMV＋PSVモードは、SIMVとPSVを組み合わせたモードです。SIMVで設定した呼吸回数を超えて、サポートされなかった自発呼吸について、PSVで圧補助を行います。

▼PSVモード、SIMV+PSVモード

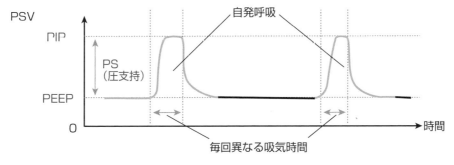

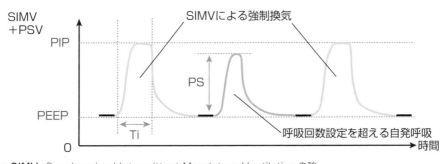

＊ **SIMV**　Synchronized Intermittent Mandatory Ventilationの略。
＊ **PSV**　Pressure Support Ventilationの略。

●HFO*：高頻度振動換気

HFOは解剖学的死腔よりも少ない1回換気量を1秒間に10〜20回という高頻度で振動させ、主に拡散によりガス交換を行うモードです。主に平均気道内圧（MAP）、振動数、振幅圧を設定します。HFOは肺胞を膨らませたまま振動させるので、圧の変化が少なく、肺損傷をきたしづらいモードと考えられています。そのため、慢性肺疾患の重症化予防、気胸などのエアリーク症候群、他のモードでは換気困難な肺低形成症候群などに使用されます。

▼高頻度振動換気

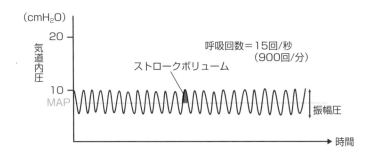

● NAVA*

SIMVやPSVは呼吸器回路内の空気の流れによって呼吸を感知しますが、NAVAは神経信号を利用して呼吸を感知する新しいモードです。具体的には、Ediカテーテルと呼ばれる栄養チューブとしても利用できる専用のチューブを胃内に挿入し、横隔膜の電気信号をとらえて、呼吸補助をコントロールします。NAVAでは、新生児が大きな呼吸努力をしたときには大きな呼吸サポート、小さな呼吸努力の際には小さな呼吸サポートが行われます。自発呼吸との同調性がよく、1呼吸ごとに適切な圧補助が行えるため、新生児の快適性が増し、肺保護効果も期待できるモードです。一方で、未熟な自発呼吸、重症の肺障害などの場合にはNAVAが有効でないこともあります。

▼Ediカテーテル

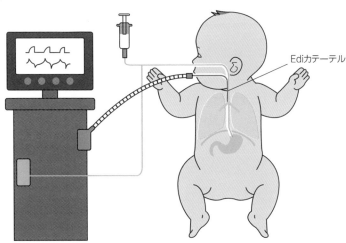

＊ HFO　　High Frequency Oscillationの略。
＊ NAVA　Neurally Adjusted Ventilatory Assistの略。

人工呼吸管理中のケア

人工呼吸管理中は状態が変化しやすいため、細やかな観察が大切です。トラブル時の対応が必要になることもあるので、いざというときに慌てないよう準備をしておきましょう。

人工呼吸管理中のケア

● 呼吸状態の観察・モニタリング

人工呼吸器の設定は指示どおりか、気管チューブが正しい長さで固定されているか、加温加湿器の水が空になっていないかなど、適切に人工呼吸療法が提供されているか定期的に観察します。人工呼吸管理中には、パルスオキシメーターと呼吸心拍モニターを装着します。経皮二酸化炭素分圧測定や呼気終末二酸化炭素分圧が併用される場合もあります。現在の呼吸サポートが新生児に適しているか、合併症が起こっていないか、など細やかな観察を行いましょう。

● 気管吸引

気管チューブの閉塞を防ぎ、適切な換気を行うために、気管吸引は欠かせないケアです。開放式吸引と閉鎖式吸引の2通りの方法があり、閉鎖式のほうが吸引に伴う低酸素のリスクが低いといわれています。過剰な吸引は新生児に苦痛を与えます。聴診、触診、各種モニター値、気管内分泌物の量や性状、吸引に伴う低酸素の有無などを指標に、吸引の適切なタイミングをアセスメントする必要があります。

● 計画外抜管の予防

新生児の気管チューブは基本的にカフがなく、体格が小さく適切なチューブ位置の範囲が狭いので容易に計画外抜管が起こります。固定テープの剥がれやゆるみがないか、体位の崩れはないか、新生児が安静に過ごせているかなどを観察しましょう。頸部が反り返っていると気管チューブが浅くなりやすいことに注意が必要です。

● トラブル発生に備えた準備

どんなに予防しても、計画外抜管やチューブ閉塞が起こってしまうことはあります。また、災害等による電気や空気・酸素供給の停止、人工呼吸器の不具合などのトラブルが起こる可能性もあります。いつでもバッグバルブマスクによる手動換気を行うことができるよう、必要物品の準備をしておきましょう。

▼体位による気管チューブ位置の変化

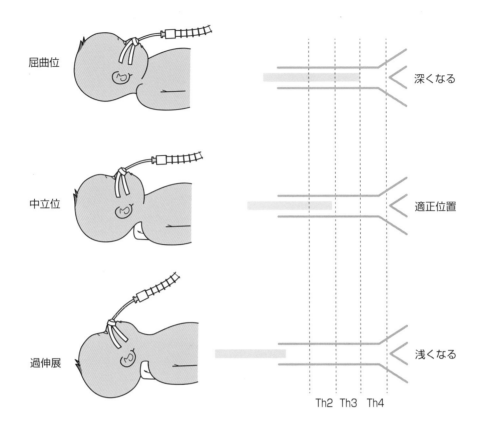

屈曲位 — 深くなる

中立位 — 適正位置

過伸展 — 浅くなる

Th2　Th3　Th4

頭部の位置で、容易に気管チューブの深さが変化する

多くの人工呼吸器には、どのように換気が行われているかが表示されるグラフィックモニターがついています。1回換気量や分時換気量を経時的に観察することによって、吸引や体位変換などのタイミングの目安にすることができます。グラフィックモニターの波形から、計画外抜管やチューブ閉塞を考えることもあります。

ベテランナース

非侵襲的呼吸管理の原理と基本的ケア

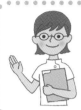

非侵襲的呼吸管理とは、挿管による気道確保を伴わずに使用できる呼吸管理の一種です。近年、様々な種類ものが使えるようになっています。ここでは経鼻式持続的気道陽圧（n-CPAP）と高流量酸素供給（ネーザルハイフロー）について解説します。

経鼻式持続的気道陽圧（n-CPAP）

n-CPAPは、鼻にデバイスを装着して酸素や空気を流し、気道や肺に一定の圧をかける装置です。挿管を伴わず、比較的着脱が容易なので非侵襲的呼吸管理といわれています。n-CPAPは肺胞虚脱を防ぎ、気道にも圧をかけて広げる効果があるため、様々な呼吸障害に使用されます。一方で、n-CPAPを使用しても呼吸障害が改善しない場合や、重症化した場合には、挿管を伴う人工呼吸管理に移行しなければいけないこともあります。

経鼻式持続的気道陽圧の種類

● n-DPAP

呼気吸気変換方式経鼻式持続陽圧といい、CPAPと同様に肺胞虚脱を防ぐシステムです。CPAPは常に一定流量の空気を流すことで肺に圧をかけるため、呼気のときには空気の流れに逆らって息を吐くことになります。一方で、DPAPは特殊なジェネレーターの構造により、吸気時にはジェット流が患者側に向かいますが、呼気時には気流の一部の流れが変わって、息を吐きやすくなるよう設計されています。そのため、呼吸仕事量が減る、デバイスを鼻に密着させなくてもよいため皮膚トラブルが軽減できる、などのメリットがあります。

▼CPAPとDPAPの違い

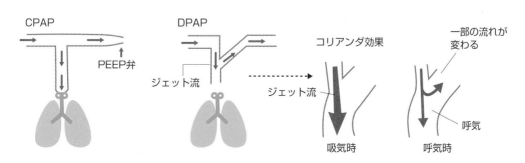

●二相性CPAP/DPAP

二相性CPAP/DPAPは、Biphasicとも呼ばれ、低い圧レベルと高い圧レベルの二相をつくる方式です。一部の機種では、腹部の動きをモニターしたり、回路内の気流の変化を感知することで、新生児の呼吸と同調させることができます。代表的なものに、n-DPAPにBiphasicを組み合わせた、SiPAPがあります。**SiPAP**ではベースラインの圧に2～3cmH₂O高い値を1秒間、1分間に30回程度かけることで、ガス交換を助けます。無呼吸発作がみられる早産児や、自発呼吸の弱い新生児にも使用することがあります。

●NIV-NAVA*

前述したNAVAは経鼻デバイスで行うこともでき、近年広まっている方法です。二相性n-CPAP/DPAPの場合、鼻とデバイスの間からリーク（空気の漏れ）が生じやすいため、挿管中に比べて回路内の気流の変化をとらえるのが難しく、新生児の呼吸と同調しずらい課題があります。一方、NIV-NAVAでは、Ediカテーテルを使用して新生児の呼吸を感知するため、リークに左右されず、同調性がよいという特徴があります。

n-CPAP/DPAP使用中のケア

●適切な装着

n-CPAP/DPAPのデバイスには様々なタイプがあります。一部のn-CPAPではテープで固定するものもありますが、多くはボンネットやヘッドギアなどを装着することでデバイスの固定を行います。鼻に当たる部分にはプロングタイプ、マスクタイプがあり、各種サイズが準備されています。適切なサイズでないと、効果的な圧がかからなかったり、皮膚トラブルを生じることがあります。

▼装着のポイント

回路は額の正中に

回路がねじれたり引っ張られたりしていない

ボンネットは適切なサイズを選択し、眉のラインまでかぶる

プロングの場合、鼻孔に挿入するのはこの部分のみ。押し込みすぎないようにする

固定ひもは左右均等の高さ、均等の力で装着する

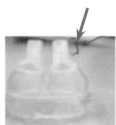

＊**NIV-NAVA** Non-Invasive Neurally Adjusted Ventilatory Assistの略。

基本的には、左右対称にバランスよく装着しましょう。デバイスから呼吸器につながる回路が引っ張られていたりねじれていたりしても、デバイスのズレや皮膚トラブルにつながることがあるので注意しましょう。

●皮膚トラブルの予防

　n-CPAP/DPAP使用中には、デバイス固定に伴う皮膚トラブルが生じることがあります。最も重要なことは、適切なサイズの選択と、適切な装着です。プロングタイプのデバイスを押し付けて装着してしまうと、鼻孔の拡大や変形、発赤、亀裂などを生じることがあります。マスクタイプでも圧迫されることにより、鼻周囲の圧痕、発赤が生じます。長時間同一部位に接触するのを防ぐため、プロングとマスクを交互に使用する方法もあります。

高流量酸素供給（ネーザルハイフロー）

　ネーザルハイフローは加温・加湿された酸素または空気を高流量で新生児の鼻腔に流す呼吸補助装置です。解剖学的死腔（ガス交換に関与しない鼻腔から末梢気管支までの部分）の二酸化炭素の洗い出しや、軽度の呼気終末陽圧（PEEP）効果があります。装着が簡単で、専用の固定パッドやテープを用いて固定します。ネーザルハイフローでは、呼気は鼻や口からのリークとして抜けていきます。そのため鼻腔を塞いでしまわないように、鼻腔の大きさの1/2以下のサイズを選びます。また、アラーム機能がないため、外れてしまっても気がつきにくいことにも注意が必要です。

▼ネーザルハイフローとCPAPの違い

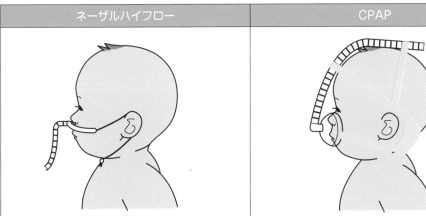

ネーザルハイフロー	CPAP
PEEP効果はCPAPより弱い。 二酸化炭素の洗い出し効果。 装着性がよい。 CPAPより皮膚トラブルが起こりづらい。 新生児の顔が見えやすい。 抱っこや沐浴、直接授乳などのケアがしやすい。	安定したPEEP効果。 アラーム機能あり。 装着を嫌がり、安静を保てないことがある。 皮膚トラブルや顔面変形に注意が必要。 新生児の顔が見えづらい。

循環の基礎知識

新生児の循環は、胎児循環から新生児循環へとダイナミックに変化します。
また、呼吸と循環が密接に関連していることもおさえておきましょう。

胎児循環の特徴

　胎児期は肺で呼吸しておらず、酸素や栄養の供給は胎盤に依存しています。そのため、肺への血流は制限されています。そして、胎盤から流れてきた酸素の多い血液が、最も栄養を必要とする頭部に届きやすい構造になっています。静脈管、卵円孔、動脈管という胎児特有の３つのバイパスがあります。

静脈管：臍帯から下大静脈につながる血管。
卵円孔：左房と右房の間にある孔。右房➡左房の一方向弁のような構造になっています。
動脈管：大動脈と肺動脈の間にある胎児特有の血管。胎盤由来のプロスタグランジンにより、胎児期のみ開存しています。

▼胎児循環

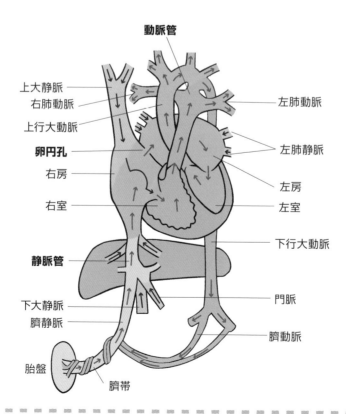

動脈管

上大静脈
右肺動脈
上行大動脈
卵円孔
右房
右室
静脈管
下大静脈
臍静脈
胎盤
臍帯

左肺動脈
左肺静脈
左房
左室
下行大動脈
門脈
臍動脈

新生児循環への変化

出生により胎盤が切り離されると、静脈管を通る血流は途絶えます。また、呼吸が開始され肺胞が開くことにより、肺血管抵抗が低下し、肺に血液が流れやすくなって肺血流が増加します。胎児期に肺動脈➡大動脈方向へと流れていた動脈管は大動脈➡肺動脈方向へと逆流し始めます。胎盤由来のプロスタグランジンがなくなることにより、動脈管は徐々に小さくなります。肺から左房に戻ってくる血液が増え、左房圧は右房圧よりも高くなるため、卵円孔を介して右房から左房へと流れる血液はなくなります。

胎児循環から新生児循環への変化は出生後ただちに起こるわけではなく、数日間かけて進みます。動脈管の機能的な閉鎖（流れが途絶えること）は成熟児の場合、生後24時間で20%、48時間で80%、96時間で100%といわれています。ただし、器質的な閉鎖には数週間から数か月かかるといわれており、感染症や低酸素発作などにより再開通することがあります。また、早産児の場合は閉鎖に時間がかかったり、閉鎖せずに薬剤投与や手術による結紮を必要とする場合があります。

新生児の循環の特徴

● 心不全に陥りやすい

新生児の心臓は、もともと心拍出量が高いので余力がなく、心筋も未熟です。成人のように1回の心拍出量を増やすことができない分、心拍数を増加させて心拍出量を増やそうとします。胎児期には左心室よりも右心室の働きが大きかったため、新生児期にもその影響が残っており、これを**右室優位**といいます。胎児循環では動脈管を介して右心室が体循環にも役割を果たしていましたが、出生後は左心室のみで体循環を担うようになります。また、血管抵抗の低い（血液を流しやすい）胎盤がなくなり、左室は血管抵抗の高い（血液を流しづらい）体循環に血液を押し出さなければならないため、左室には負荷がかかります。生理的に負担がかかっている状態であるため、新生児は容易に心不全に陥ってしまうのです。

● 時間と共に変化する

胎児循環から新生児循環への変化は、出生後の時間経過の中で進みます。特に肺血管抵抗が徐々に低下すること、動脈管が閉鎖してくることの2つがポイントとなります。これにより、一部の先天性心疾患では症状を悪化させることがあります（次項参照）。また、ダウン症児は、肺血管抵抗が比較的高く、低下するスピードもゆっくりであるといわれています。

● ダイビング反射

大量の出血や低酸素などの生命危機的状況が起こったとき、人の体は血流分布を変化させ、より重要な臓器に血流を集中させる働きがあります。アザラシなどの潜水動物が水に飛び込むときにみられることから、**ダイビング反射**と呼ばれています。脳・心臓・肺は絶対必要臓器として最優先され、肝臓・腎臓・腸管などは必要臓器、骨・筋・皮膚などは犠牲となりうる臓器として血流が減少します。新生児はダイビング反射が成人よりも強く現れるといわれており、特に腸管の血流減少による新生児壊死性腸炎には注意が必要です。

新生児遷延性肺高血圧症

胎児循環から新生児循環への移行がうまく進まないと、肺血管抵抗が下がらず、**新生児遷延性肺高血圧症**と呼ばれる状態に陥ることがあります。多くは、重症新生児仮死、胎便吸引症候群、呼吸窮迫症候群、先天性横隔膜ヘルニア、肺低形成などの疾患に引き続いて二次的に起こります。

呼吸が確立せず肺胞が開かないと、肺に血液が流れづらい状況が続きます。肺血流が少ないと換気により酸素化を行うことができません。こうしてますます低酸素が強くなって悪循環に陥り、わずかな刺激でも**PHクライシス**と呼ばれる強い低酸素発作を生じることがあります。

新生児遷延性肺高血圧症では、右手と下肢のSpO_2に差が出ることがあります。肺から戻り左室を通ってきた酸素飽和度の高い血液 (赤矢印) は、大動脈から腕頭動脈、左総頸動脈、左鎖骨下動脈の順で分枝するため、右手のSpO_2は高いままです。一方、体から戻ってきた酸素飽和度の低い血液 (青矢印) は、右房➡右室➡肺動脈から動脈管を通って下半身へ向かう大動脈に流れ込むため、下肢のSpO_2は下がります。そのため、下肢のSpO_2は右手より低くなります。

悪循環を断ち切るためには、一酸化窒素吸入療法などの強力な治療が必要となります。新生児遷延性肺高血圧症に移行させないためにも、呼吸障害のある新生児には適切な呼吸サポートを行うことが大切なのです。

▼新生児遷延性肺高血圧症の病態

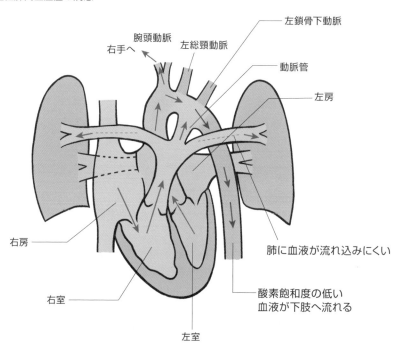

循環に対する基本的ケア

循環障害のある新生児は状態が変化しやすいので、継続的な観察が必要です。心臓に負担がかからないよう、安静・安寧に過ごすためのケアを行います。

循環障害の症状

● 心雑音

先天性心疾患があっても必ずしも出生日から心雑音が聴取されるとは限りません。むしろ生後数日経過してから心雑音が聴取され始めることも多く、診断のきっかけとなることがあります。心雑音が聞かれたら、胸部のどの部位で最大に聞こえるのか、音の強さと雑音のタイミングを観察します。生理的に問題のない心雑音もあります。

● 末梢冷感

循環障害がある場合に、よくみられる症状です。環境温の低下など体温調整の結果として冷感が起こっている可能性もあるので、体温も一緒に観察しましょう。発熱と共に末梢冷感が増強している場合には感染症の可能性もありますので、速やかに報告しましょう。

● 皮膚色の変化

循環障害がある場合、皮膚色が蒼白になったり、大理石のような網目模様（**網状チアノーゼ**といいます）を生じることがあります。皮膚は、ダイビング反射により最初に血流が減少する臓器であり、たとえ血圧が保たれていてもすでにプレショック状態に陥っていることがあります。

● チアノーゼ

肺血流減少型先天性心疾患や、一部の肺血流増加型心疾患でもチアノーゼを呈します。動脈管、卵円孔または心房中隔欠損、心室中隔欠損のいずれかの場所で、酸素飽和度の低い血液が体循環に流れ込む場合です。右心系の血液が左心系に流れ込むので右左シャントといいます。

疾患によっては、上下肢のSpO_2を同時に測定することも重要です。右手より下肢のSpO_2が低い場合、動脈管を介した右左シャントの可能性があります。例外的に右手より下肢のSpO_2が高くなる疾患として完全大血管転位症が知られています。

先天性心疾患

先天性心疾患には様々な病名があり、同じ病名であっても症例や時期により病態が変化します。そのため、一人ひとりの赤ちゃんの病態を理解する必要があります。ここでは肺血流に注目して簡単にまとめます。

●肺血流が増えるタイプの先天性心疾患

出生直後はチアノーゼもなく、心雑音も聞かれないことも多いです。肺血管抵抗が低下してくる生後数日から徐々に肺血流が増え、多呼吸や哺乳不良、尿量の低下、皮膚色蒼白、消化不良や血便などの症状がみられます。主な疾患としては、左心低形成症候群、房室中隔欠損、総肺静脈還流異常などがあります。

●肺血流が減るタイプの先天性心疾患

チアノーゼが主な症状となります。このタイプの中には**動脈管依存性**といって、動脈管が開存していることで肺血流を維持している疾患があります。このような疾患の場合には、生後2～3日たち動脈管が閉鎖してくると急激に状態が悪化します。動脈管依存性の場合には、酸素に反応して動脈管が閉じてしまうのを防ぐため、チアノーゼがあっても酸素投与は避けます。主な疾患としては、肺動脈閉鎖やファロー四徴症などがあります。

先天性心疾患は専門の医療機関での診断と治療が必要となるため、早期発見が重要です。今まで順調であった新生児の皮膚色がなんとなく悪い、呼吸が荒い、哺乳が進まない、など「あれ？」と思ったときは周囲に報告し、精査につなげましょう。

循環障害に対するケア

●安静・安寧に過ごすためのケア

循環障害のある新生児にとって、泣き続けることは心臓に強い負担をかけます。ファロー四徴症などの一部の肺動脈狭窄性疾患では、啼泣により無酸素発作に陥り強いチアノーゼを生じることもあります。心不全症状のある場合には、水分制限が必要となることもあり、空腹を感じて啼泣しやすい新生児もいます。新生児の覚醒状態に合わせてケアを行い、抱っこなどのなだめにより、できるだけ啼泣を避けるような看護を行います。

正常新生児にとっては問題のない範囲の体重増加であっても、先天性心疾患児にとっては心不全悪化の兆候である場合があります。尿量やIN/OUTバランス、浮腫の有無などを観察し、速やかに報告するようにしましょう。

ベテランナース

栄養の基礎知識

新生児は急速に成長するため、基礎代謝や運動に費やすエネルギーに加えて、発育のためのカロリーを必要とします。新生児期は、生後数日で体重や胃の容量が変化するため、日齢に合わせたアセスメントをしましょう。

新生児の栄養に関する特徴

新生児は固形物が食べられず母乳やミルクなどの流動栄養のみであることに加えて、消化管の運動機能が不十分で栄養代謝も未熟です。体格が小さく、脂肪やグリコーゲンの貯蔵が少ないので、低血糖になりやすいことも注意が必要です。胃が縦型で、噴門部の括約筋も弱いので、容易に嘔吐や溢乳(いつにゅう)をします。

新生児に必要な栄養

新生児に必要な栄養は、120Kcal/kg/日です。母乳・ミルクの量にすると160〜200mL/kg/日で、体重3キロの新生児では450〜600mL/日になります。これは50キロの大人に換算すると10L/日の量を飲み干す計算になります。そのため、新生児は8〜12回/日と日に何度も哺乳をする必要があるのです。

新生児の体重変化

出生時は体内水分の割合が多いため、生後2〜3日のうちに5〜10%程度の生理的体重減少が起こります。体重減少が7%以上の場合には、母乳分泌量が十分か、直接授乳が有効に行えているか、など授乳の再評価が必要です。一般的には日齢3〜4日から体重が増え出し、+25〜30g/日の体重増加が認められ、生後10日〜2週間ほどで出生体重に戻ります。早産児の場合には、生理的体重増加が大きく、出生体重への復帰も遅れる傾向があります。

胃の容量の変化

　新生児の胃の容量は生後に大きく変化します。母乳の場合は新生児が欲しがるだけ与えるのが基本ですが、特に人工乳を与える場合には生後日齢に応じた量を与えます。

▼新生児の胃容量の変化

生後1日目	生後3日目	生後1週間	生後1か月
さくらんぼ大 5〜7mL	くるみ大 22〜27mL	あんず大 45〜60mL	鶏卵大 80〜150mL

嘔吐予防

　嘔吐がある場合には、嘔吐物の量、性状、タイミングを観察します。哺乳のあとに少量のミルクを吐き戻す程度は生理的といえます。空気飲みが多く嘔吐量が多い場合には哺乳後の排気をしっかり行います。腹部膨満による嘔吐の場合、浣腸などの排泄ケアが嘔吐予防に有効です。嘔吐物が緑色の場合には胆汁の混入が疑われ、腸管閉塞やイレウスなど外科疾患の可能性があるため、医師に報告しましょう。

新生児は栄養代謝も未熟です。体格が小さく、脂肪やグリコーゲンの貯蔵が少ないので、低血糖になりやすいことも注意が必要です。

ベテランナース

母乳

 母乳育児はすべての新生児にとってスタンダードですが、病気をもって生まれた新生児や早産児にとっては、さらに多くの恩恵があります。ここでは、母乳の意義や取り扱い方法について解説します。

母乳栄養のメリット

　母乳は、新生児にとって、母にとって、そして社会にとって様々なメリットがあります。

　早産児にとって、母乳の消化管作動性ホルモンは未熟な腸管の絨毛の発育や腸管機能の成熟を促してくれます。また、壊死性腸炎や感染症の予防につながり、長期的な発達にもよい影響があることがわかっています。

▼母乳栄養のメリット

栄養・消化吸収	・高脂肪低タンパクで消化しやすい。 ・脂肪分解酵素が母乳内に含まれており脂肪の分解を助ける。 ・人工乳に比べてアレルギーが少ない。
免疫	・IgAなどの免疫物質、抗炎症因子、抗菌物質を含む。 ・実母の母乳からは、新生児が出生後に最初に接する母親の外陰部の菌に対する特異的な免疫を受け取ることができる。
発達	・知能の発達に関与する長鎖多価不飽和脂肪酸を多く含む。 ・飲み始めと飲み終わりでの違い、母の食事内容による風味の変化により、いろいろな味を経験できる。 ・基本的信頼をはぐくむのに役立ち、精神的安定につながる。
親子関係	・親子の愛着形成を促す。 ・出産後の子宮の回復を早める。 ・母のストレスを緩和する。
その他	・赤ちゃんが待たずにすぐ飲める。 ・理想的な温度で新鮮。 ・経済的。 ・無駄がなくゴミが出ない。

母乳栄養の課題

　母乳栄養の注意点として、経母乳感染、ビタミンK不足があります。

●経母乳感染

　HIV（ヒト免疫不全ウイルス）やHTLV-1（ヒトT細胞白血病ウイルス）のキャリアの場合、経母乳感染を防ぐために、母乳使用は避けるべきだとされています。サイトメガロウイルスは成熟児では問題なることはほとんどありませんが、28週以下の早産児の場合には、呼吸障害や肝障害、敗血症様の症状を呈することがあります。

●ビタミンK不足

　ビタミンKは胎盤を通過しづらく、母乳中の含有量も低いため、ビタミンK不足による消化管出血をきたすことがあります。わが国では、すべての新生児が予防的にビタミンKシロップを内服します。生後当日・1週目・1か月目に内服する3回法と、生後3か月まで毎週内服する方法があります。

母乳の取り扱い

　乳房からの直接授乳が行えない場合には、母に搾乳してもらった母乳を新生児に与えます。母乳は体液からできており、誤って他の新生児に与えてしまうと感染のリスクとなります。また、搾乳を続けることは容易ではなく、搾乳は母から新生児への大切なギフトです。無駄なく、確実に新生児に与えられるよう、丁寧に取り扱いましょう。

●母乳の保管方法と使用期限

　新鮮非冷蔵母乳：搾乳してすぐの母乳です。室温25℃以下で4時間程度まで使用可能です。

　新鮮冷蔵母乳：搾乳して冷蔵保存した母乳です。4〜6℃の冷蔵庫内で保管します。搾乳後48時間以内に使用します。

　冷凍母乳：搾乳後、母乳パックに移しすぐに凍結させた母乳です。-20〜-18℃の冷凍庫で1年の保存が可能ですが、長期保存による脂肪成分の変性を考慮し、3か月以内に使用するのが望ましいといわれています。冷凍することにより、母乳中のマクロファージや好中球など一部の細胞成分は影響を受けますが、IgAなどの免疫成分は変性しません。冷凍母乳の解凍は常温または流水で行い、解凍後は冷蔵庫内で保管して24時間以内に使用します。

●初乳

　生後3日目くらいまでの乳汁生成1期に分泌される母乳を**初乳**といいます。ラクトフェリンや分泌型IgAなどの免疫物質が特に豊富に含まれます。初乳に含まれるオリゴ糖は腸内のビフィズス菌を増やし、病原性の強い菌が腸内に住み着きづらくする効果もあります。

●母乳使用時の優先順位

　初乳が第一に優先されます。初乳の時期を過ぎたら、新鮮非冷蔵母乳➡新鮮冷蔵母乳➡冷凍母乳の順に使用します。

●強化母乳

　早産児はもともと栄養の備蓄が少なく、出生後に急速に発育するため、母乳栄養のみの場合にはタンパクやリン（P）、カルシウム（Ca）が不足しがちになります。それを補うために、母乳添加粉末を母乳に混ぜて使用することがあり、これを強化母乳と呼びます。国内ではHMS-1とHMS-2の2種類の**母乳添加粉末**があります。HMS-2はMCTオイルを配合しカロリーも強化されています。いずれも母乳のみの場合よりも浸透圧が高くなるため、消化不良や排便の遅延など腹部の症状に注意しましょう。

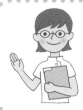

経管栄養

早産など嚥下機能の未熟性がある場合や、人工呼吸器装着中の場合など、哺乳が困難な際には経管栄養が行われます。経管栄養は、カテーテルなどを使用して胃や十二指腸へ直接母乳やミルクを投与する方法で、NICUでは頻繁に使用されます。

経管栄養の方法

経管栄養には様々な方法があり、新生児の状況に合わせて選択します。

● 栄養バッグを使用した注入

栄養バッグをベッドよりも高い位置につるし、高低差を利用して栄養を注入します。バッグに付属したクレンメで注入のスピードを調整します。

● シリンジポンプを使用した注入

注入により呼吸状態が悪化したり、血糖値が不安定になる場合など、より厳密に時間を決めて少量ずつゆっくりと注入したい場合に使用されます。

● 十二指腸注入

幽門部を越えて、十二指腸内まで進めたチューブから栄養を注入します。胃内注入で胃逆流現象が起きる場合などに用いられます。

● 胃ろう

胃ろうを増設し、腹部に装着した胃ろうカテーテルより栄養を入れることができます。経鼻や経口の胃カテーテルがなくなり、半固形物も注入できるなどのメリットがありますが、手術が必要となるため、長期に経管栄養を要する場合に用いられます。

▼胃ろう

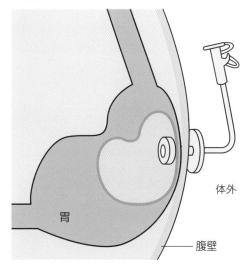

体外

胃

腹壁

胃管挿入

　胃管を挿入する際は新生児の体格に合ったサイズの栄養カテーテルを選びます。口、鼻のいずれからも挿入することができますが、呼吸状態が不安定な場合には鼻からの挿入は避けます。逆に経口哺乳を行っている場合には、口からカテーテルが入っていると哺乳の妨げになります。挿入の長さは「鼻の付け根-外耳孔-剣状突起と臍の中間」を目安としますが、正確にはレントゲン撮影で胃内にあることを確認します。

▼胃管挿入長の測定方法

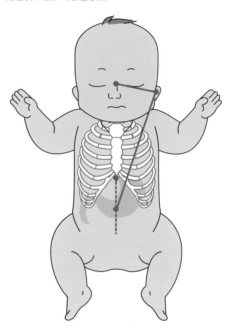

注入中のケア

　胃内注入を行う際には、カテーテルの先端が確実に胃の中にあることを確認します。カテーテルが浅くなっていたり、誤って気管に入ったまま注入を行うと、誤嚥や窒息を起こすことになります。新生児は体格が小さく音が響くため、先端が食道内でも胃泡音のように聞こえてしまうことがあります。胃内残渣（ざんさ）のpHで酸性を確認したり、レントゲン撮影でチューブを確認することがより安全性を高めます。顔まわりは手が行きやすく、新生児が意図せずにカテーテルを握ってしまうこともあるので、注入中に誤って計画外抜去をしてしまわないように注意しましょう。

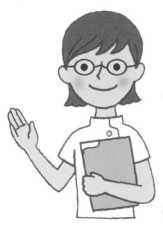

うつ伏せの姿勢をとると、胃内停滞時間（栄養が胃から十二指腸に送られる時間）が減少するといわれています。そのため、早産児や胃内残渣が多い場合には腹臥位にして、消化を促します。

ベテランナース

排泄の基礎知識と基本的ケア

排尿、排便においても、胎内生活から胎外生活への適応過程があります。正常な過程と逸脱を知り、観察とケアに活かしましょう。

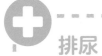

排尿

尿は在胎10〜12週から産生されており、羊水の主な成分となっていますが、新生児期は腎機能が未熟で尿の濃縮力も弱く、電解質バランスが崩れやすい特徴があります。生後早期は腎機能の未熟性により尿酸塩が尿の中に排泄されることがあり、オムツがピンク色になることがありますが、心配はありません。

●排尿回数

通常は24時間以内に初回排尿があります。出生後最初の2日間は2〜6回/日の排尿があり、その後は5〜25回/日となります。

●尿量

正常新生児では出生後2日までは15mL/kg/日、その後は25mL/kg/日に増えます。尿量は投与水分量によっても影響を受けるため、特に早産児や病的新生児では、投与水分量と排泄量のバランス（IN/OUTバランス）にも注目しましょう。早産児では皮膚が未熟なため、在胎週数が短いほど不感蒸泄量（皮膚を介して蒸発する水分）が多くなり、IN/OUTバランスへの影響も大きくなります。保育器内の湿度が低い場合や、光線療法中の場合には、不感蒸泄量が増加することも考慮しましょう。

排便

腸の蠕動運動は在胎16週程度からみられますが、腸管の動きは不十分で、基本的に胎内で排便することはありません。出生後、腸管内に空気が入ると24時間以内に大腸まで空気で満たされ、排便が始まります。新生児は哺乳によって腸の蠕動が高まる反射があるため、授乳のたびに排便することがあります。早産児では消化管の動きや腹筋が弱く自力での排便が困難なことがあり、浣腸などの排便ケアを要します。また、在胎週数に比して出生体重の小さい子宮内発育遅延児は、胎内での血流不足により消化管機能が低下している場合があり、胎便排泄遅延のハイリスクです。

●便性状の変化

便の性状は、胎便、移行便、黄色便へと変化します。胎便は、粘稠性が強く黒緑色をしており、胎児期に嚥下した羊水や脱落した腸管粘膜などが含まれています。哺乳が順調な場合には、生後1〜2日目程度から移行便となり、3〜4日目には黄色便へと変化します。母乳栄養の新生児の便は人工乳の場合よりも柔らかく水っぽい特徴があります。人工乳の場合にはやや水分が少ない顆粒便のことが多くなります。胆汁が酸化すると緑色便になることがありますが、問題ありません。白色便は先天性胆道閉鎖症を、赤色便や黒色便は消化管出血を疑います。

▼人工乳を飲んでいる新生児の便

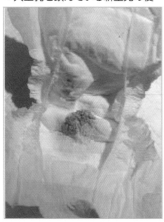

▼胎便

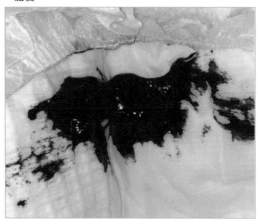

黒～暗緑色の粘稠な便。

▼移行便

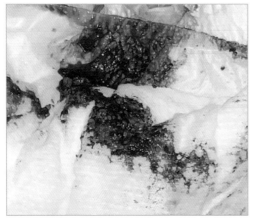

胎便の中に黄色の顆粒が混ざる。

▼母乳栄養児の便

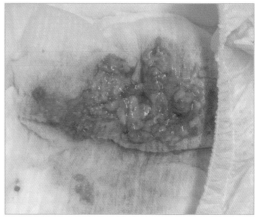

人工乳栄養児の便よりも水分が多く、柔らかいことが多い。

● **排便回数**

　初回排便は通常8～24時間以内に起こり、48時間以内にほとんどの新生児で確認できます。排便回数は3～8回/日程度です。

● **腸肝循環**

　出生後は胎児ヘモグロビンの分解が進むため、間接型（非抱合型）ビリルビンが増加し、新生児期には生理的黄疸がみられます。間接型（非抱合型）ビリルビンは肝臓に運ばれるとグルクロン酸抱合により直接型（抱合型）ビリルビンになって、胆汁として腸管内に分泌され便として排泄されます。ビリルビンの一部は腸管から再吸収され再び肝臓で分解されます。これを**腸肝循環**といい、胎便排泄遅延や、消化管閉鎖などの場合に黄疸が強くなりやすい原因です。正常新生児でも黄疸が強めの場合には、積極的に排便ケアを行います。

神経の基礎知識と基本的ケア

早産児や、低出生体重児、また生命を脅かされるような疾患に罹患した新生児は、神経学的な後障害の発生リスクが高まります。基本的な知識を知ったうえで観察を行っていくことが重要です。

基礎知識

まずは基礎知識を知っておきましょう。

● 23〜28週の早産児

この時期に出生した児は、脳室の上衣下胚層という部分の血管が非常に薄く脆弱で破綻しやすいという特徴があります。特に26週頃までの早産児の生後72時間はこのリスクが高いです。血管が破綻してしまうと、脳室内出血 (IVH) を引き起こします。

出血の程度により分類があります。出血はある程度吸収されますが、吸収されない場合は脳室拡大を起こし、出血後水頭症につながるリスクがあります。また、この部分は低酸素や虚血等の影響を受けやすいという特徴もあります。

▼ Papileによる脳室内出血の分類

Grade Ⅰ	脳室上衣下胚層出血のみ
Grade Ⅱ	脳室拡大のない脳室内出血
Grade Ⅲ	脳室拡大を伴う脳室内出血
Grade Ⅳ	脳実質内出血を伴った脳室内出血

出典：仁志田博司、新生児学入門 第5版、医学書院、2018、p.360

● 32週未満の早産児

脳の虚血等の影響で、**脳室周囲白質軟化症 (PVL)** を起こすリスクがあります。PVLは不可逆性の中枢神経の病変で、脳性麻痺の原因になりますから、予防することが非常に重要です。無呼吸発作が遷延したり、筋緊張が強くなって反り返る姿勢 (後弓反張) になったりします。

● 正期産児

正期産児の場合は、新生児仮死等で脳血流が虚血すると**低酸素性虚血性脳症 (HIE)** を引き起こすことがあります。まずは仮死の予防のために新生児蘇生が大切です。

● 正常新生児

　正常新生児は、冒頭に述べたように、筋緊張があるために四肢屈曲位をとっていることや、吸啜反射などを含めた原始反射がみられます。また、大泉門が開いていて柔らかい、なども神経学的に正常な状態であると判断することができます。

出現する神経学的症状

　上記にあげた疾患の症状として、異常運動や、新生児発作（痙攣）があります。中でも、新生児発作は通常でもみられるような動きと似通っていて、明らかに発作であるとはわからない場合が多いです。どんな動きが出現するかの知識をもち、疑わしい場合は他の症状ともあわせて観察するこ

とが大切です。特に、新生児期には手足をぴくぴくと震えさせる不随意運動もよくみられます。ほとんどの場合は神経学的な異常を伴いませんが、発作との鑑別が必要です。手で押さえてみて止まれば発作ではありません。また、発作であれば眼球偏位やチアノーゼなども伴います。

▼新生児発作（痙攣）

四肢の硬直や伸展
急速な筋収縮とゆっくり戻る動作の繰り返し
開眼と一点凝視
吸啜様運動
ペダル漕ぎ運動
無呼吸発作

出典：今井憲・中野恵美、7 神経、with NEO、2019、vol32 no1、p.57を改編

基本的なケア

　上記の知識を身につけたうえで、児のケアを行います。出生時からの低酸素を回避させることが大切です。まずは新生児蘇生法にのっとり、仮死の予防のために新生児蘇生を行うことが大前提です。以降は、児のケアの際に私たちのハンドリングでも低酸素を誘発することがありますので、ケアを厳選して丁寧に提供しましょう。後述します

が、児の覚醒状況や能力に合わせたケアパターンの調整が必要です。特に早産児の急性期は、静かで安定した環境を提供して、脳室内出血を防ぐことが大切です。また、神経学的な後障害のハイリスク症例では、異常運動や新生児発作の出現の有無と程度をよく観察し、異常の早期発見と対応に努めましょう。

感染予防の基礎知識と基本的ケア

新生児は免疫能力が低く、易感染状態にあります。感染対策の基本である標準予防策（スタンダードプリコーション）について学習しましょう。

NICUの環境すべてが感染経路となる可能性がある

NICUに入院した新生児に行う治療やケアで用いる医療機器、保育環境ですら、抵抗力の弱い新生児にとっては感染経路となる可能性があることを忘れてはいけません。

● 医療機器

入院した新生児に多く行われる輸液療法ですが、中心静脈カテーテル関連の血流感染は、NICUにおける最も多い院内感染である[1]といわれています。中心静脈カテーテル以外にも、気管挿管チューブや臍動静脈カテーテル、胃・十二指腸チューブ、尿道カテーテルなどが留置されることも多く、これらが細菌の侵入門戸となることはいうまでもありません。

● 保育環境

日常的なケアの中にも感染経路になるきっかけは多く潜んでいます。新生児を取り巻く環境は、清潔で整理・整頓されているでしょうか。保育器やコットの汚染はありませんか。小さな保育スペースの中に、栄養や点滴などの清潔エリアと排泄関係の不潔エリアが共存しなければならないため、医療者の意識的な配慮が必要です。

また、両親がケアする場合も、医療者がしっかりと付き添い、安全に清潔に介入できるよう支援しましょう。退院後の生活を見通した指導を心がけましょう。そのほかにもまだまだ環境面では気をつけなければならない点がいくつもあります。医療機器からのびるコンセントやパイピングなどはきれいにまとめられているでしょうか。引っかかりやつまずきなど、安全対策上も問題になりますが、床についたままだとほこりがたまり不衛生な環境となります。緑膿菌やセラチアなどの水系菌による増殖部位としては、温乳器や沐浴漕、洗浄漕の排水口、保育器のドアノブなどが考えられ、これらからの手指を介しての感染に注意が必要だ[2]といわれています。汚染しやすい保育環境[3]を狙った日頃からの拭き取り清掃がとても重要になります。また、新生児に使用する物品は、可能な限り個別化されているでしょうか。そのことは、患者間での交差感染を予防するためにも重要です。

出典 1)、3)池田知子、"感染対策"、Let's start! NICU看護 新生児のからだをやさしく理解、野村雅子ほか編、へるす出版、2016年
2)平成22年度厚生労働科学研究費補助金「新型薬剤耐性菌に関する研究班」、新生児における病院感染症の予防あるいは予防対策に関する研究班（分担研究者：北島博之）、NICUにおける医療関連感染予防のためのハンドブック 第1版、大阪府立母子保健総合医療センター、2015年

●人的要因

　家族やNICU入室者の体調確認はいうまでもありませんが、私たち医療者の体調や手荒れや傷を含む皮膚状態の管理も忘れてはなりません。体調がすぐれないとき、ひどい手荒れや傷があるときには、無理をせず、正直に申告することが最終的には新生児を感染から守ることにつながると認識しましょう。また、自身のスキンケアとして勤務前・勤務後に加えて、勤務中にもハンドクリームやローションなどの保湿剤をこまめに用いて、予防的ケアを心がけましょう。

感染対策の基本は標準予防策（スタンダードプリコーション）である

　標準予防策とは、「すべての人の血液、すべての体液、分泌物、汗を除く排泄物、創傷のある皮膚および粘膜には感染性があるとみて考えて取り扱う」という考え方[4]です。標準予防策は感染の発生や拡大を予防する目的があり、標準予防策の実際としてCDCガイドラインでは、①手指衛生、②個人防護用具、③呼吸器衛生／咳エチケット、④患者配置、⑤患者ケア用品の洗浄・消毒、⑥環境清掃、⑦リネンと洗濯、⑧安全な注射処置、⑨特別な腰椎穿刺時の感染対策、⑩職員安全の10項目[5]をあげています。

　ここではまず、読者のみなさんに最初に身につけてほしい「手洗い」についておさえておきます。①患者に触れる前後には、手指衛生を行う（1処置2手洗い）。また、血液、体液や排泄物に触れるとき、創のある皮膚や粘膜に触れる可能性があると

き、あるいは血液や体液で汚染された物品に触れるときは手袋を着用する。手袋を外したあとは手指衛生を行う。②肉眼的な汚染がある場合は流水と石鹸による手洗いを行い、汚染がない場合は、擦式アルコール製剤を用いる[6]とハンドブック内に記載されています。重要なのは、交差感染を予防するために処置前後で行う「1処置2手洗い」の徹底です。

　未滅菌手袋は手指衛生の代用にはなりません。目に見えない穴が空いていたり破損している場合もあります。手袋を装着する前後にも手指衛生が必要です。そのほかにも、爪は短く切り、時計や指輪は外しましょう。保育器内には腕まで入るため、腕までしっかり洗いましょう。手指衛生後は自身の髪や顔、鼻には触れないことが大事です。

赤ちゃんへのケア

　赤ちゃんへのケアは、①母子皮膚接触による新生児の正常菌叢の確立、②口腔内常在菌叢の確立およびMRSA保菌に対する予防効果があるので、生後早期の早産児に母乳の口腔内塗布を行う、③可能な限り、新生児を母乳で育てる[7]ことです。皮膚接触にはカンガルーケアやタッチングのほかに、父親や母親の常在菌をつけたガーゼを児にプレゼントする常在菌ガーゼなどの取り組みもしています。

出典：4) 家入裕子、標準予防策（スタンダードプリコーション）、臨床と微生物、41巻増刊号、近代出版、2014年
　　　5) Siegel,JD.et al., 2007Guideline for Isolation Precautions: Preventing Transmission of Infectious Agents in Healthcare Settings, Am J Infect Control.35(10 Suppl2), 2007, S65-164
　　　6) 7) 平成22年度厚生労働科学研究費補助金「新型薬剤耐性菌に関する研究班」、新生児における病院感染症の予防あるいは予防対策に関する研究班（分担研究者：北島博之）、NICUにおける医療関連感染予防のためのハンドブック 第1版、大阪府立母子保健総合医療センター、2015年

皮膚の基礎知識と基本的ケア

早産児は特に、皮膚の脆弱さゆえに様々な皮膚トラブルを招く可能性があるため、愛護的な処置と予防的な介入が必須となります。

➕ 低出生体重児の皮膚の特徴 [1]

低出生体重児の皮膚の特徴を以下に示します。

① 角層のバリア機能がなく、微生物や刺激物が侵入しやすい／皮膚を介して水分が蒸発しやすい

正期産の新生児や成人の角層は10〜20層で構成されているが、在胎30週以下では2〜3層と薄く、在胎24週以下では角層がない。これはバリア機能を担うはずの組織が欠如しているということであり、熱蒸散や経皮的水分喪失のコントロールができないことを意味している。ケアのポイントは、角層の成育を保護する（湿度の調整、傷をつくらない）、細菌やウイルスの感染を防御する、有害物質から防御する（粘着剤によるかぶれ、薬剤吸収によるかぶれや熱傷を防ぐ）[2]など。

② 表皮と真皮の結合が弱い

原線維の数も少ないため、結合力が弱く、粘着剤の剥離による損傷、摩擦や熱による水疱(すいほう)が発生しやすい。ケアのポイントは、皮膚剥離を起こさない予防的な固定と、愛護的なテープの剥がし方の実施、リネン類やオムツなどの摩擦による皮膚剥離から防御する、モニター類の粘着剤による剥離刺激から防御する[2]などである。

③ 真皮にコラーゲンがなく、もろい

在胎28週以降になって、胎児の真皮にコラーゲンができ、真皮への体液の蓄積を防ぐ役割を担うようになる。28週未満では真皮はコラーゲンや線維の弾力性に乏しいため、水腫を発生しやすくなる。この水腫は血流が不十分なため、損傷や圧迫から保護する必要がある。

④ 皮膚のpHがアルカリ性で細菌が繁殖しやすい

ケアのポイントは、清潔ケア開始時期の検討（皮膚が弱酸性になるまで見合わせる）、使用する洗浄剤や入浴剤は弱酸性のものを使用する[2]など。

⑤ 亜鉛・脂肪などの栄養低下による紅斑・表皮剥離の発生

健康な皮膚に欠かせない亜鉛や脂肪は、妊娠28週以降につくられる。低出生体重児や経腸栄養を受けられない児は、これらの栄養が乏しいため、スキントラブルを起こしやすく、首、鼠径部、肛門周辺の表皮剥離がみられる場合がある。

出典：1）溝上祐子ほか編、知識とスキルが見てわかる専門的皮膚ケア スキントラブルの理解と予防的・治療的スキンケア、メディカ出版、2008年、p.33-34
　　　2）八田恵利、新生児の皮膚ケアハンドブック―アセスメントのポイントとスキントラブルへの対応がわかる！、メディカ出版、2013年、p.18-19

赤ちゃんへのケア

ここでは、具体的な皮膚トラブルの予防介入方法を紹介します。

● SpO₂センサー装着時のケア

粘着テープの刺激による皮膚トラブルを回避するために、テープやガーゼで裏打ち加工をするなど工夫しましょう。また、光センサーによる低温やけどを回避するために、数時間ごとの巻き替えも大切なケアです。センサー装着後は、きつく巻きすぎてしまうと血流障害を起こすので、装着した部位の末端に皮膚変色が起きていないか観察しましょう。

▼ SpO₂センサー装着の工夫

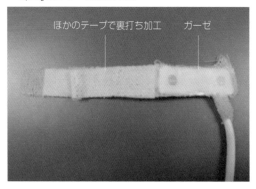

ほかのテープで裏打ち加工　　ガーゼ

● 心電図モニター装着時のケア

電極の粘着力による皮膚への疼痛・剥離刺激を最小限にする必要があるため、電極を取り外す際には愛護的に行いましょう。また、医師がエコーを行う際、電極を剥がす必要がないよう、装着部位に配慮が必要です。

● 点滴シーネ固定時のケア

新生児にシーネを固定する際は、テープの刺激を最小限にするため、直接固定するのではなく、被覆保護材で皮膚を保護してからテープ固定とするなど工夫が必要です。他の選択肢としては、シーネ固定をしないという方法もあります。

▼ 被覆保護材（メピレックス®トランスファー）で皮膚を保護

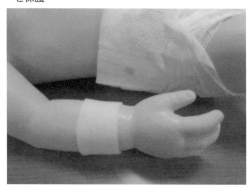

▼ テープ固定

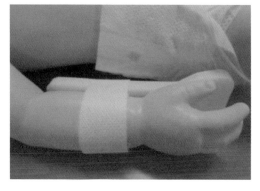

● 被膜剤の活用

気管チューブの固定に使用するテープは、その使用目的からもわかるように、新生児の皮膚にとっては粘着力が強く、皮膚トラブルの要因になりえます。また、気管チューブの位置調整やテープの貼り替えのたびに剥離刺激が伴い、皮膚へのダメージを免れられません。そこで、テープを直貼りするのではなく、ノンアルコール性保護膜形成剤をうまく使用すると新生児への負担は減ります。テープ類を剥がすときには、皮膚への剥離刺激を最小限にする必要があります。剥離剤やオイルを活用して愛護的に剥がしましょう。

体温管理の基礎知識と基本的ケア

新生児医療の原則にもあるように、**保温**は、新生児をみていくうえで必要不可欠なケアです。体温と共に湿度の管理についても学習しましょう。

熱を失う過程を理解し、予測したケアをしましょう

体温管理で重要なことは、高体温・低体温になってからケア介入をするのでは遅いということです。体温管理に影響する環境や治療、ケアや児の状態などから今後の体温の推移を予測し、体温変動が最小となるようにケア介入することが最も大事になります。至適環境温度と呼ばれる「必要最小限のエネルギー代謝（酸素消費量）で正常な体温を保つことのできる環境温度」を維持することが私たちに求められているケアです。そのためにもここではまず、熱の喪失経路についておさえておきましょう。熱の喪失経路には、①輻射、②対流、③伝導、④蒸散があり、この喪失の経路を遮断、回避することが最大の看護となります。

輻射：新生児の皮膚から周囲環境（保育器の壁や病室など）への熱喪失。
看護：NICU内の室温調節、開放式保育器による保温など。

対流：気流による熱喪失。空気が冷たいほど、気流が速いほど、熱は奪われやすくなる。
看護：プラスチックバッグ、ポジショニングの囲み、閉鎖式保育器への収容など。

伝導：冷たいリネンやオムツ、冷たい手など、新生児の皮膚と直接触れるものへの熱喪失。
看護：使用する物品を温めておくなど。自身の手が冷たいのか温かいのか把握しておくことも大事である。手が冷たい方は温めてから児に触れるようにする。

蒸散：アルコール綿での皮膚の消毒やエコーゼリー、清拭などで起こる、皮膚表面や気道粘膜からの不感蒸泄による熱喪失。
看護：保育器内の加湿、プラスチックバッグ、帽子、閉鎖式保育器への収容など。

4つの熱喪失経路のうち最も重要なのは輻射であり、新生児の体表面積がその体積に比べて成人の3倍も大きいという物理的な理由に加え、皮下脂肪を含めて皮膚が薄く、かつ皮膚の温度調節の機構が十分に働かないことも、輻射による熱喪失を大きくします[1]。

▼熱喪失

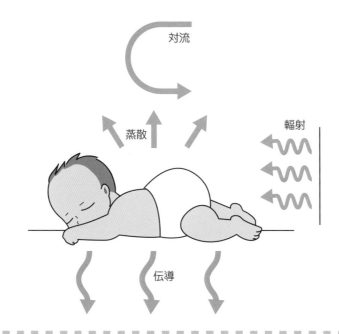

対流

蒸散

輻射

伝導

　正しい保温のためには、40%以上の湿度が必要である[2]といわれています。湿度管理の目的は、過剰な不感蒸泄を防ぐためです。保育器の性能や児の病態、皮膚の成熟度や感染の有無、体温管理状況など、様々な視点から加湿調整をしなければならないため明確な基準がなく、各施設とも、それぞれの患児に合わせて微妙に調整しているのが現状だと思います。加湿をかける際には、清潔な加湿槽と滅菌蒸留水を使用し、感染防止に努めましょう。

出典：1）仁志田博司、体温調節と保温、新生児学入門 第5版、医学書院、2018年、p.125
　　　2）同上、p.126

輸液管理の基礎知識と基本的ケア

NICUに入院する児には必ずといっていいほど輸液管理が行われます。正確な手技と異常を見逃さない観察眼が必要です。

輸液の目的

輸液の目的は次のとおりです。

①水分・電解質・栄養を静脈内へ投与します。
②静脈経由で薬剤を投与します。内服よりも点滴のほうが薬剤効果を期待できます。
③緊急時の静脈ルートとして活用します。

輸液管理で注意すること

輸液管理で注意することを以下に示します。

①フィルターの役割は、空気の除去、微小異物の除去、微生物の除去。
②フィルターを通してはいけない薬剤（血液製剤やイントラリポス®、インスリン、ミリスロール®など）もあるため、投与前には必ず確認をする。また、抗菌薬は目に見えない不純物が混入している可能性があるため、必ずフィルターを通す。
③次ページの表にある合併症の予防や異常の早期発見のため、X線撮影によるカテーテル先端の位置確認が必要である。
④点滴作成時には6R（患者氏名、薬品名と規格、使用目的、投与方法と経路、1回量、投与時間や速度）を確認する。
⑤シリンジ交換は24時間以内で行い、点滴速度に適したシリンジサイズを選択する。
⑥点滴作成や薬剤投与など、すべての作業において清潔操作が必要であることはいうまでもない。
⑦PIカテーテル®を抜去する際には、断裂せずにすべてのカテーテルを抜去できたかどうか、必ず長さで確認する。

▼動・静脈ラインの適応と合併症・注意点

ライン		適応	合併症・注意点
動脈ライン	末梢動脈ライン	・持続的なモニタリングが必要。 ・非観血的血圧測定が困難。 ・血液ガスや血液生化学検査などで頻回の採血を行う。 ・交換輸血、部分交換輸血を行う。	・血栓形成 ・感染 ・出血
	臍動脈カテーテル	・出生後早期で動脈ラインが必要だが、末梢動脈ラインの確保が困難。 ・皮膚の未熟性が強い。	・血栓形成 ・感染 ・出血 ・壊死性腸炎
静脈ライン	末梢静脈ライン	・輸液、経静脈的投与の必要な薬剤を投与。	・輸液内容の血管外漏出 ・感染
	PICC （末梢留置型中心静脈カテーテル）	・長期間の静脈ライン確保が必要。 ・浸透圧の高い内容の輸液を行う。 ・血管外に漏出すると組織障害をきたす可能性のある薬剤を投与。	・カテーテルの迷入 ・感染 ・血管炎 ・血栓形成 ・カテーテル閉塞 ・カテーテル抜去困難 ・カテーテル断裂 ・胸水、心囊液貯留
	臍静脈カテーテル	・皮膚の未熟性が強い。 ・出生後早期で迅速な静脈ラインの確保が必要。	・出血 ・血栓形成 ・感染 ・組織、血管の物理的損傷
	カットダウンによる頸静脈からの中心静脈ライン	・上記の方法での血管確保が困難。	・感染 ・血栓形成 ・出血

出典：丸山憲一、動・静脈ラインの確保と維持、周産期医学、Vol.47 No.7、2017-7、p.900

赤ちゃんへのケアと観察のポイント

　赤ちゃんへのケアと観察のポイントを以下に示します。

① 計画外の抜去や異常の早期発見のために点滴刺入部の観察や固定の確認を行い、固定テープが剥がれかけている場合には貼り替えを行う。

② テープを剥がす際には必ず、皮膚の損傷予防や痛みのケアのためにテープ剥離剤を使用する。

③ 発赤・腫脹・熱感・不機嫌さを観察し、点滴漏れや静脈炎の兆候の有無を確認する。判断に悩んだ場合は、左右差で比較することや他人の目を借りるということも大事な看護である。

哺乳の基礎知識と基本的ケア

 新生児にとって哺乳は、命をつなぐ大切な行動です。哺乳はできて当たり前と思われがちですが、正しい知識をもって見守る目と適切な支援が必要です。

✚ 哺乳行動の発達

哺乳行動の過程は、①口唇と舌で乳首・乳輪部をとらえ、口腔内で密着状態を維持する吸着、②舌の蠕動運動により乳首や乳頭を圧搾、吸引して射乳させる吸啜、③咽頭に達した乳汁を食道に移送する嚥下があります[1]。哺乳行動には、この吸着–吸啜–嚥下が成熟していることに加え、吸啜–嚥下–呼吸パターンが確立していることが必要です。

✚ 空腹のサイン

赤ちゃんの早期の欲しがるサイン（探索反射、手–口反射、もぐもぐなど）をとらえ、泣くのは遅めのサイン[2]であることを理解しましょう。3時間ごとの定時哺乳とは異なるタイミングで空腹サインがみられるようになったら、自律哺乳への移行を医師と検討し、児が飲みたいタイミングで哺乳できるよう調整しましょう。

✚ 哺乳中の観察ポイントとケア

直接母乳に比べて瓶授乳の場合、児の吸啜に関わりなく乳汁が流出することがあるため、SpO₂値の変動やむせ込み、無呼吸への移行や徐脈、チアノーゼの出現などが臨床ではよくみられます。しかし、哺乳は児にとって安全でなければならないため、このような症状は極力回避する必要があります。また、哺乳中だけではなく、哺乳後に努力呼吸や無呼吸発作、多呼吸が出現する場合もあるため、哺乳後の継続した観察が必要です。

●**むせ込みがある場合**

乳汁が口腔内に流れ込む勢いが強すぎないように、哺乳瓶の角度調整の工夫が必要です。一般的には誤嚥を起こさないよう、上体を起こし気味にします。また、水圧がかからないよう、哺乳瓶が水平になる角度にしたり児を側臥位にするなどの工夫をしている施設もあります。どの方法がベストかということよりも、児一人ひとりに合わせた方法を見いだすことが大切です。また、体位や哺乳瓶の角度調整などの工夫で改善しない場合は、ミルク自体にとろみをつけて誤嚥しないようにする方法もあります。

出典：1）中野恵美、経口哺乳開始の目安や哺乳中の注意事項、観察ポイントについて教えてください。直接授乳移行のためにどのような援助ができますか、Neonatal Care 2014年春季増刊、p.169
2）大山牧子、退院に向けたディベロップメンタルケア、Neonatal Care、2005、Vol.18 No.6、p.34

むせ込みがある場合は、誤嚥性肺炎を起こす可能性が高く、哺乳自体を慎重に行う必要があります。無理はせずに経管栄養を併用するなど、医師と共に児の哺乳行動をアセスメントして安全な方法を選択しましょう。

●SpO₂値の変動ある場合

早産児や空腹感が強い児によくみられる症状ですが、息継ぎせずに哺乳を続ければ、当然、SpO_2値は下がり、程度によってはチアノーゼが出現します。授乳の際には児の吸啜–嚥下–呼吸パターンをよく観察し、胸郭の動きが停止しているようであれば、乳首をいったん口腔内より引き抜き呼吸を促しましょう。この対処法については家族指導の際にも必ず伝えます。

●哺乳にかける時間

臨床では哺乳に20分以上時間を要しているようであれば、児の哺乳状況や哺乳意欲、乳首の選択や修正週数など多角的視点でアセスメントを行い、児の負担とならないよう調整を図ります。哺乳に欠かせない吸啜–嚥下–呼吸パターンは37週頃に確立されるため、無理せず経管栄養を併用し、児の成長発達を待つ時間も大切です。

デバイスの選択

直接母乳が難しい場合、哺乳瓶での授乳となりますが、一口に哺乳瓶といっても実は様々な種類、メーカーが存在します。読者のみなさんの施設にはどのメーカーのどういった乳首が用意されていて、どのような特徴があるのか、まずは学習しましょう。その乳首の特徴を理解していないと、児に最善の方法で授乳することができません。また、哺乳瓶以外のデバイスとして経管栄養はもちろん、カップやスプーン、シリンジやスポイトで授乳する施設もあります。直接母乳の支援用としては乳頭保護器、口唇口蓋裂児には専用の乳首などもあります。それらの構造、仕組みや特徴をよく理解し、それぞれの児に合ったデバイスを選択しましょう。その際、自分ひとりの考えだけではなく、チーム内で哺乳状況の情報を共有し、互いに知恵を出し合うことも重要です。

家族ケア

哺乳行動は両親にとって児の成長を感じる行為です。それゆえ、哺乳がうまくいかなかった場合やつまずいたときのショックや焦りはとても大きいものです。特に早産児をもつ両親は子どもの順調な成長発達を願う分、その反応が顕著であることが多いです。日頃からの関わりで大事なことは、両親にも哺乳行動の発達段階を正しく理解してもらうことです。修正週数37週未満で哺乳練習をしている時期であれば、「赤ちゃんは現在、哺乳練習中であること」「今の状況で何ができて何がうまくできないのか」を伝えたうえで、看護師と両親で一緒に授乳練習を行い、その状況やアセスメントを両親にフィードバックし、正しく理解してもらえるような支援が必要だと思っています。また、両親は日々の様子で一喜一憂しがちですが、看護師としては長いスパンでの評価も大切にしましょう。「先週までは〇〇でしたけど、今は〇〇できるようになりましたね」など、両親が成長発達を感じられるような声かけを心がけましょう。

バイタルサイン測定

看護師の役割の中でも特に大事なのが、**バイタルサイン測定**です。バイタルサインは生命兆候という意味ですが、日々の赤ちゃんの観察には絶対に欠かせないポイントとなります。

➕ 正常値

バイタルサイン測定およびアセスメントを行ううえで必要なのが、それぞれの**正常値**です。私たち看護師には測定することが求められているのではなく、測定で得られた値にどういう意味があるのか、経過や現在の児の状態との関係をアセスメントすることまでが求められており、異常な兆候がある場合には、速やかに医師に報告する義務があります。また、バイタルサインから得られた情報を基に、看護ケアへとつなげていくこともとても大事だと思っています。小さな変化でも見逃さないよう、バイタルサインを赤ちゃんからの声なき声だととらえていきましょう。

呼吸 ：正常値：40〜60回／分
心拍数：正常値：120〜140回／分
体に何かしらのストレスがかかっているときには頻脈となるので、注意深い観察と原因探索が必要になります。
血圧 ：正常値：明確な基準がない
「平均血圧≧在胎週数」という目安でアセスメントします。循環動態の評価をする場合には、血圧値のみではなく尿量や心拍数、むくみなど多角的な視点で評価します。また、1つの時点での測定結果だけで判断するのではなく、経時的な値の変化にも目を向けます。

体温 ：正常値：36.5〜37.5℃

一般的には以上の4つをバイタルサイン測定としていますが、このほかに大切なのが皮膚色です。「すぐれない」と感じるときは、何らかの兆候であることが少なくありません。その1つに、NICUではよく目にする**網状チアノーゼ**があります。機序については完全には解明されていませんが、血管の収縮と拡張が交互に起こることでこのような皮膚所見になるといわれており、末梢性チアノーゼと同様に、皮膚の循環が悪化していることを示す兆候の1つである[1]ため、その後の全身状態を注意深く観察しましょう。

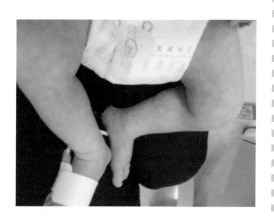

出典：1）乾あやの、小児内科、Vol.49 No.9、2017-9、p.1285

バイタルサイン測定時のポイント

　バイタルサイン測定には正確性が求められます。バイタルサインは啼泣や体動などで変動するため、必ず安静時に測定しましょう。基本的には、30秒もしくは60秒間測定し、測定時間あたりの回数で記録します。啼泣や体動の影響を避けるため、測定の順番を、呼吸数➡心拍数➡血圧➡体温とするといいでしょう。

　呼吸数の測定は、胸郭の動きがわかれば視診でも可能です。呼吸数の測定後、聴診を行い、airの出入りの程度、左右差、副雑音や狭窄音の有無を確認します。このときに、呼吸音だけではなく、心拍数の測定とあわせて心雑音や心音のリズム不正の有無なども聴診しましょう。

　忘れがちなのが腹部の聴診です。『**腸蠕動運動音**は正常児でも哺乳前後で大きく異なり、哺乳後では空気と内容物の移動が活発になるので、腸蠕動音は亢進する。すなわち、哺乳後や食後では、食べたものや消化液を口側から肛門側へ移動させるときに発生する腸音であり、正常では「グルグル」、「ゴロゴロ」と5秒から15秒に1回聴取される』[1]といわれています。NICUでは腹部膨満症状がある児が多く、視診や触診のみならず、腸音からも情報が得られるようにしましょう。聴診が終わったら、陥没呼吸などの努力呼吸の有無や腹部膨満の有無、緊満具合などを視診と触診で観察しましょう。

　血圧測定では、測定部位を心臓と同じ高さに合わせます。使用するマンシェットは測定部位の2/3程度を覆う幅のサイズが適切です。

　体温測定では、腋窩（皮膚密着部）に体温計を45°の角度で挟み、皮膚が密着するように把持します。

　バイタルサインの測定時は児に触れる時間が長いため、刺激を最小限にできるよう、自身の手や聴診器、体温計などを温めるなどの配慮が必要です。また、優しい声かけは必須です。

触れることも忘れずに

　バイタルサインの測定が終了したら、最後は必ず児に触れてみましょう。実際に触れることでわかる情報がたくさんあります。末梢冷感の有無や腹部の柔らかさはどうでしょう。自身の手の感覚も大事にしてください。

出典：1）田村卓也、循環（視診）、小児科診療、第81巻11号、p.1418

NICU入室時のケア

NICUに入室した時点で治療およびケアが開始となります。また、私たちと赤ちゃんや家族との関係性などすべてがスタートするとても大切な瞬間となるので、しっかりと基本をおさえましょう。

受け入れ準備

　ハイリスク新生児を受け入れるためには、**母体情報**が必須です。母体合併症の有無、妊娠経過や週数、胎児の推定体重や異常の有無、なぜ入院となるのかなど事前情報が必須となります。その得られた情報を基にアセスメントし、入院してくる児の治療やケアに必要な環境を整え、受け入れ準備をします。準備をしながら予測される流れをイメージし、心の準備をすることもとても大事なことです。

●入院準備チェックリスト

　保育器またはラジアントウォーマーが適切な温度で加温されているか（必要な場合は加湿も）。
　蘇生準備ができているか（マスク＆バッグができる状態か、吸引ができるか）。

　必要な物品が準備されているか（以下、筆者の勤務先病院の場合）。

・体温計（皮膚・直腸）
・マンシェット
・心電図電極
・SpO₂センサー
・聴診器
・シリンジポンプ
・計測用メジャー
・オムツ、おしり拭き
・ポジショニング用品
・肩枕
・培養セット
・胃管
・残渣確認用シリンジ
・各種記録用紙
・ライン確保準備
・体重計

※状態によって呼吸器関連物品の準備や光線療法治療機などを準備する。

赤ちゃんのケア

NICUには様々な新生児が入院してきます。出生直後の新生児もいれば、出生後、数日してから入院となる新生児もいます。出生直後の新生児であれば、胎外生活へスムーズに適応できるよう支援することが大切です。全身状態の変化をいちはやく察知し、確実な治療が行われるような環境の提供と、安定化に向けた支援を行います。観察眼とアセスメント能力、そして、ケアや処置のタイミング、入院時に必要な検査や処置、ケアなどの優先順位を見極める力が必要です。

医師が行う入室時の処置や検査には、「輸液ルート確保」、「X線検査」、「頭部・胸腹部エコー」、「採血」などがあります。出生後は胎盤からのグルコース輸送が消失するため、生後2～3時間で血糖値が低下します。速やかに輸液を開始できるよう、あらかじめ必要物品を準備しておきましょう。点滴確保が終了したら、頭部・胸腹部X線やエコー検査になります。X線撮影の前には必ず胃管を挿入しておき、カテーテルの位置を評価できるようにしておきましょう。採血時や痛みを伴う処置時には痛みのケアも忘れてはなりません。

看護師が行う入室時のケアには、「心電図モニターおよびSpO₂モニターの装着」、「バイタルサイン測定」、「全身計測」、「各種培養」、「ポジショニング」、「体温管理」、「医師の指示に沿った確実な治療の実施」などがあります。一つひとつのケアに集中するのではなく、ケアをしつつ、常に視診・聴診・触診で全身状態の観察を継続的に行います。出生時の全身観察は構造異常や奇形を見落とさないことが重要なので、各施設でチェックリストがあるとよいと思います。全身観察で得られた情報を基に、呼吸・循環状態の安定化を図るケア介入を行っていきますが、観察したこと、自身がアセスメントしたことなどは積極的に言語化し、周囲にいるスタッフと情報を共有するようにしましょう。多くのストレスが降りかかる入室時からポジショニングを行い、良肢位や気道確保姿勢が保持できるように支援しましょう。入室時に出現していなかった陥没呼吸や呻吟が、時間の経過と共に出現してくることもあります。また、呼吸・心拍はモニターから容易に情報を得られますが、体温に関しては注意が必要です。体温管理は看護師の判断に委ねられている施設が多いと思いますが、高体温でも低体温でも状態の悪化を招きます。体温が落ち着くまでしっかりとケアを継続しましょう。

看護師は、医師による診察や処置と同時進行でケアや観察を行わなければなりません。そのため新生児には多大なストレスがかかることが予測されます。新生児の状態に合わせた優先順位を考慮し、あとから実施できるものは落ち着いてから実施しましょう。あわせて、新生児のストレスサインやバイタルサインの変化を見逃さず、ケアや処置のタイミングなどを調整する視点も忘れてはなりません。入室したそのときから「ミニマルハンドリング」や「ケアパターンの調整」、「スタッフとの協働」が、新生児の状態悪化を最小限にするケアポイントとなります。

家族のケア

NICU入院時には、赤ちゃんの処置やケアに追われ、バタバタしがちですが、家族のケアは絶対に怠ってはなりません。最初に配慮しなければならないのは家族の待ち時間です。私たち医療者にとっては少しの時間でも、わが子が急にNICUに入院となり、説明を待っている家族にしたら、その待ち時間は想像を絶するほど長い長い時間となります。お待たせする場合には、現在の進行状況やあとどのくらいお待ちいただくのか、説明できるといいと思います。

家族が実際に入室された際に、改めて自己紹介をしましょう。家族が安心できる笑顔や誠実な態度を心がけましょう。また、入室時には突然のことで混乱している家族が少しでも落ち着けるよう、説明ごとなどは相手の反応を読みながら優先順位を判断し、必要最低限とすることも時として必要です。筆者は必ず"突然のことで大変でしたね"と声をかけるようにしています。そうすることで、家族が思いを吐露するきっかけとなり、それが、のちの信頼関係構築へとつながっていきます。

橋本は、「NICUが親と子を『抱える環境』として機能し、居心地のいい物理的・心理的空間を実現していくことがポイントになるだろう」[1]と述べています。

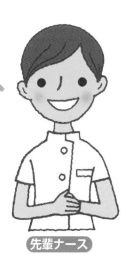

ハイリスク新生児を受け入れるためには、母体情報が必須です。母体合併症の有無、妊娠経過や週数、胎児の推定体重や異常の有無などの事前情報が必須となります。

先輩ナース

出典：1) 橋本洋子、NICUとこころのケア 家族のこころによりそって、メディカ出版、2000年、p.119

2 生理学的適応を助けるケア

検査値

様々な検査値に基づいて治療が行われます。一般的な検査値の基準値と、それが逸脱しているときに何を懸念する必要があるか、知っておくことが大切です。

血液ガス

　ガス交換状態の評価、酸・塩基平衡の評価のために測定します。

▼新生児の血液ガス基準値

pH（血液の酸性の強さを表す）	7.35〜7.45	低値：アシデミア 高値：アルカレミア
$PaCO_2$（動脈血二酸化炭素分圧）	35〜45　mmHg	低値：アルカローシス 高値：アシドーシス
PaO_2（動脈血酸素分圧）	80〜100　mmHg	
BE（過剰塩基）	–5〜+5　mmol/L	
HCO_3^-（重炭酸イオン）	22〜26　mmol/L	低値：アシドーシス 高値：アルカローシス

出典：中西秀彦、新生児の血液ガス基準値、with NEO、vol.33 no.1、メディカ出版、2020年、p.6

　pHから判定すると、7.35未満の状態を**アシデミア**（体が酸性に傾いている状態）、7.45以上を アルカレミア（体がアルカリ性に傾いている状態）といいます。体を酸性にしようとする動き（pHを下げる）を**アシドーシス**、体をアルカリ性にしようとする動き（pHを上げる）を**アルカローシス** といいます。

▼酸塩基平衡の見方

❶まず、pHを見てアシデミアかアルカレミアかを判断しましょう。

❷次にPaCO₂を見て、呼吸性のアシドーシスかアルカローシスかを決めます。

❸同様にHCO₃⁻の値から、代謝性のアシドーシスかアルカローシスかを判断します。

❹呼吸性アシドーシスと代謝性アルカローシス、または呼吸性アルカローシスと代謝性アシドーシスが同時に存在する場合は、どちらがもともと存在していて、どちらが代償しようとしているかを判断します。代償作用は元のpH異常をひっくり返すほどには働かないので、アシデミアで呼吸性アシドーシスと代謝性アルカローシスが両方存在する場合は、呼吸性アシドーシスがもともとあって、代謝性に代償していると考えます。

出典：柳貴英、酸塩基と代償反応、with NEO、vol.33 no.1、メディカ出版、2020年、p.41

　児の状態として、平衡が保たれているのか、そうでない場合は何が原因でアシドーシスやアルカローシスが起こっているのか、看護師もアセスメントしましょう。すると、次に何をするべきなのか予測できるようになってきます。呼吸性の場合は呼吸器の調整が必要になります。代謝性の場合は輸液療法の変更が必要です。また、アシデミアでBEも大きくマイナス方向へ動いている場合は、メイロン®の投与も検討されます。

血算（血球算定値）

　血液の成分の基準値から判断できる病態についても知っておきましょう。

▼新生児の検査・基準値

RBC（赤血球数）	4.52〜5.93　×10⁶/mm³	
Hb（血色素量）	15.3〜21.1　g/dL	多血症：Hb≧22
Ht（ヘマトクリット）	45.5〜62.3　%	Ht≧65
WBC（白血球数）	7.1〜25.2　×10³/mm³	
PLT（血小板数）	17.9〜33　×10⁴/mm³	

出典：勝碕静香・滝敦子、新生児の検査・基準値一覧表、with NEO、vol.32 no.5、メディカ出版、2019年、p.64

	成人の基準値	新生児
CRP（mg/dL）	≦0.3	・生後24〜48時間にかけて上昇し、1を超えることもある。 ・感染症以外に分娩時のストレスなどによる上昇もみられる。

RBC　　：貧血の指標になります。

Hb・Ht：RBCと同じく貧血の指標になります。また、高値だと多血症になります。

WBC　：白血球には好中球、好酸球、リンパ球などの種類があります。範囲逸脱時、CRPとあわせて感染の指標となります。

PLT　　：低値の場合、易出血状態となります。敗血症からDIC（播種性血管内凝固症候群）への移行の判断材料になります。

出典：勝碕静香・滝敦子、新生児の検査・基準値一覧表、with NEO、vol.32 no.5、メディカ出版、2019年、p.65

生化学検査（電解質等）

　新生児は胎内から胎外へ環境の変化が起こり、不感蒸泄が増えるため、電解質が変動します。経時的な変化があるか把握し、治療に対応できるように備えましょう。

▼新生児の検査・基準値

Na	134～146　mEq/L	低Na血症：＜130 高Na血症：≧150
K	3.5～5.9　mEq/L	高K血症：≧6
Cl	97～110　mEq/L	
Ca	7.6～11.7　mEq/L	
T-B（総ビリルビン）	3.8～17.7　mg/dL	
D-B（直接ビリルビン）	0.8～2.2　mg/dL	
AST（GOT）	11～59　U/L	
ALT（GPT）	4～30　U/L	
LDH（乳酸脱水素酵素）	364～1129　U/L	溶血や仮死により上昇
CPK（CK：クレアチンキナーゼ）	27～140　U/L	
ALP（アルカリフォスファターゼ）	195～1000　U/L	未熟児くる病：≧1500
TP（総タンパク）	4.8～7.0　g/dL	

出典：勝碕静香・滝敦子、新生児の検査・基準値一覧表、with NEO、vol.32 no.5、メディカ出版、2019年、p.64

Na・K・Cl・Ca：電解質バランスの指標です。Kは6を超えると不整脈出現のリスクがあります。低Ca血症の場合は痙攣や嗜眠（しみん）傾向が現れます。

T-B：肝臓・胆道系や黄疸の指標です。D-Bが高い場合は胆道系に異常がある可能性があります。

AST・ALT：肝機能の指標です。

TP：栄養状態が悪いときなどに低下します。

検査の介助
（レントゲン撮影・眼科診察）

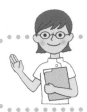

日常的に頻度の高い、レントゲン撮影の介助と、眼科診察の介助についてお伝えします。

✚ レントゲン撮影

レントゲン技師もしくは医師がベッドサイドにポータブルの撮影機を運び、撮影をします。看護師は児の体を支え、撮影介助をします。

●準備

上体挙上で管理されている児の場合は、水平位にしておきます。また、腹臥位の児は、ホールディングを行って児の準備性を高めてから、背中についている心電図モニターを優しく剥がし、側臥位を経て仰臥位に体位変換をします。この準備の過程を一度に行うと、未熟性の強い児ほど徐脈や低酸素を引き起こします。また児のストレスにもなりうるため、啼泣も引き起こし、その後の撮影に支障をきたす場合があります。時間をかけて1ステップずつ児の準備性を高めることを意識しましょう。

●実施

氏名とID、撮影部位の確認をし、撮影用カセッテをカセッテ用トレーに入れます。トレーがない場合は新生児の下にカセッテを入れますが、カセッテが児に直接触れないように布でくるみましょう。撮影の体位は医師の指示によります。通常は仰臥位で撮影します。看護師は新生児の体位を保持します。多くは両手挙上・下肢伸展の状態での保持です。ただ、この体位は新生児の良肢位と反しますので、新生児に大きなストレスを及ぼ

▼レントゲン撮影時の介助

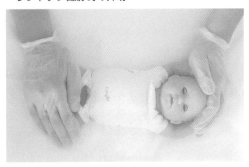

し、啼泣や低酸素・徐脈を引き起こすことがあります。本当にその姿勢をとることが必要なのか医師に確認し、新生児の状況に応じてそのままの姿勢で撮影することも考慮しましょう。また、姿勢を保持する場合には、指先ではなく、できるだけ手のひらの面を大きく使って保持しましょう。挿管している児の場合は、気管チューブが正しい位置にあるかをレントゲン画像から判定する必要があります。チューブ位置は、頸部が屈曲すれば深くなりますし、後屈すれば浅くなります。頸部の位置に注意して撮影しましょう。

●終了後

終了後は速やかに新生児の安定を図るようにします。四肢を屈曲位にしてホールディングし、なだめます。準備と同様に、ゆっくりと元の姿勢に戻すようにしましょう。

眼科診察

特に早産児は未熟児網膜症のリスクがあるために、定期的に眼科診察が行われます。眼科診察は児にとって、痛みのあるかなり侵襲の高い処置になります。

●準備

散瞳のための点眼が必要です。そのために腹臥位の児は仰臥位もしくは側臥位にします。上体を起こせる児であれば、少し上体を起こすと開眼することが多いです。そのときに点眼すると児のストレスを低減できます。上体を起こせない児の場合は、看護師の手で開眼させて点眼することが必要になります。診察の順番が近づいたら、手が出てこないように、おくるみやかけものをしっかりします。また、必要時に使えるようにおしゃぶりも準備しておきましょう。

▼眼科診察時の介助

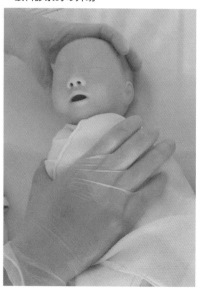

●実施

開眼器を装着しますが、その際に児が啼泣し、首を振ったりすると危険ですので、頭部をしっかりと固定します。介助者の手が医師の診察の妨げにならないように注意します。診察中は児の顔色や様子、モニターをよく観察しましょう。時に徐脈・低酸素を誘発することがあります。その際は診察を中断してもらい、児の回復に努めます。

●終了後

児の様子に合わせて、ホールディングし、ねぎらいます。児の様子を見ながら、元の姿勢に戻します。眼は涙などがあふれていますので、清浄綿などでそっと押さえて拭き取りましょう。終了後しばらくは呼吸が不安定になることがありますので、児の安静時間を確保し、モニターに注意して異常があれば早期対応をしましょう。

採血

採血も頻度の高い処置で、痛みを伴います。採血しやすい体位で児をしっかりくるみ、採血部位だけ出ている状態にします。必要時、おしゃぶりを用います。採血中は児の様子をよく観察しましょう。施設によっては痛みのケアでショ糖の投与をする場合もあります。

▼採血時の介助

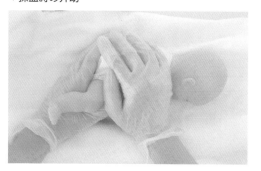

not doing well

not doing wellとは、なんとなくおかしい、元気がない、という状態のことをいいます。新生児の異常の早期発見のためにとても大切な視点です。

✚ 具合が悪くなったら速い

　新生児は具合が悪くなる予兆がわかりにくく、悪くなり始めたらとても速いです。特に敗血症（感染症）や髄膜炎などは静かに突然発現することが多く、このnot doing wellから急激な経過であっという間にショックやDICへ移行することがあります。よって、異常の早期発見が非常に大切です。

▼新生児敗血症の初発症状

・なんとなく元気がない

・皮膚色がなんとなくすぐれない（末梢の冷感）

・哺乳力低下

・無呼吸

・体温の不安定（発熱・低体温）

・腹満・嘔吐

・黄疸（肝脾腫）

・易刺激性（痙攣）

・（出血斑）

※（　）内は初発症状ではなく、すでに感染が確立したときの所見
出典：仁志田博司、新生児学入門第 5 版、免疫系と感染の臨床、医学書院、2018年、p.328

いつもと違う？ 看護師の直感

　なんとなくおかしい？　元気がない？　と感じる看護師の直感は的を射ていることが多いです。昨日より無呼吸発作が多い気がする……。嘔吐など今までなかったのに……。体の色が昨日よりも悪い気がする……。が下がる要因はなかったはずなのに体が冷たい……。ミルクの飲みが昨日より悪い気がする……。こういった疑問に根拠はありません。なんとなくおかしい気がする、という直感的なレベルの話です。でもこの直感こそが、異常の早期発見のカギになることがとても多いのです。こういった思いが頭をかすめたら、ぜひ言葉にしてください。言葉にすると脳がしっかり認識します。認識したら、疑いをほかのスタッフと共有しましょう。1人の目と何人かの目では、何人かの目で見たほうが観察や異常の早期発見の精度が上がります。

家族の目も大切に！

　家族の目も大事な目になります。看護師は常時複数の患者さんをみていますが、家族はわが子のみをみていますから、些細（ささい）な変化にも敏感です。家族からの訴えで異常が発見されるということもあるのです。家族からの「何かおかしい」という訴えにはよく耳を傾け、なぜそう思うのかなど十分に情報収集をしてください。

悪いほうを考えて対応しよう！

　「大丈夫」という過信は、もしものときの早期発見と早期対応を遅らせます。スタッフが1人でもnot doing wellの状態を感じたら、スタッフ全員で共有し、異常の早期発見のスタンバイをしましょう。バイタルサインの変化はないか、無呼吸発作や痙攣や嘔吐など異常を知らせるサインがほかに出てこないか、などに十分注意します。結果的に発症しなければそれに越したことはありません。悪くならなくてよかったことを共有すればよいのです。

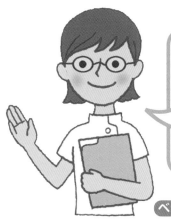

　児を同じ視点で見られるように、看護師同士で情報共有をしていきましょう。この子は普段からおとなしいの？　活発なの？　ミルクの飲みはいいの？　など、確認してから勤務できるとよいでしょう。同じ勤務者に確認してみるのもよいと思います。大事なのは、私たち看護師全体の目で児の異常の早期発見と早期対応に努めることです。先輩も、後輩から報告があったら、報告があったことを褒め、一緒に観察してあげてくださいね！

ベテランナース

chapter 3

神経行動学的発達を 助けるケア

新生児は成長発達の過程にあります。

よりよい発達を目指して、ディベロップメンタルケアが大切です。

ディベロップメンタルケア

ディベロップメンタルケアとは、新生児の脳を守り、発達を促進するためのケアです。「発達を促すケア」と「障害を防ぐストレスの少ないケア」の両面に配慮する[1]ことが必要です。

ディベロップメンタルケアの意義

ディベロップメンタルケアは新生児の神経行動学的な発達を支えるために不可欠なケアです。前述したように生理学的な適応が進み、合併症を回避した児でも、高次脳機能障害がみられることがあります。成長していくにつれて、周囲とコミュニケーションがとれない、学習がうまく進まない、などの障害が出てくることがあります。新生児の脳は易障害性が高く、脳障害や発達障害を起こしやすい[2]です。特に早産児は、本来まだ胎内にいる時期を外部環境の中で過ごすことになります。NICUでの光や音、また、我々医療従事者が処置やケアのために彼らにタッチすることは、胎内では本来受けない刺激であり、これが彼らのストレス源となり、脳に影響していきます。よって私たちが新生児の脳を守り、その子が本来もつ力をそのまま発揮して健やかに成長していくための支援として、ディベロップメンタルケアは不可欠のケアです。

臨床での実践においては次のことを大切にしていきましょう。

❶ 温かい心をはぐくむ優しさの医療と看護を提供して児の心（高次脳機能）を守る
❷ 適切な発達を促進する環境（音・光など）と刺激（語りかけなど）を提供する
❸ 家族を視野に置いた医療と看護（family-centered care）によって母親と子どもの絆を損なわない配慮を行う

● 発達を促すケア

児の成長の過程に合わせて獲得していく能力を認識し、それを獲得できるように支援していきます。例えば、後述しますが、児の感覚運動経験を積ませていくために、児の成長発達に合わせて安静期から移行期のポジショニングへと変化させます。

● 障害を防ぐ、ストレスの少ないケア

児の行動や反応をよく観察し、ストレスを感じていると考えられる場合は、一度休憩するなどの配慮をしましょう。いかに私たちが児の行動に敏感になり、児の意思をくみ取れるかが重要になります。最初からできる必要はありません。児を知ろうとする気持ちが大切です。

出典：1) 仁志田博司、早産児・低出生体重児とディベロップメンタルケア、改訂2版 標準ディベロップメンタルケア、日本ディベロップメンタルケア（DC）研究会編、メディカ出版、2018年、p.11
2) 同上、p.11

神経行動学的発達の基礎知識

　新生児は言語的コミュニケーションはとれませんが、他者と相互交流できる能力をもっています。私たちが新生児の行動をどう受け取り、どう反応するか、その相互交流過程が新生児の行動と発達を促進します。新生児の行動系には、自律神経系、運動系、状態調整系、注意・相互作用系、の4つのサブシステムがあり、それを統合する自己調整能力があります。次図に示す4つのサブシステムには、それぞれ機能し始める週数と能力がありますが、同時に存在しており、相互に影響し合いながら、児の発達と環境との相互作用で組織化されていきます。上位の行動系の能力を得るためには、まず下位の行動系を安定させていく必要があります。

▼新生児の行動系の4つのサブシステム

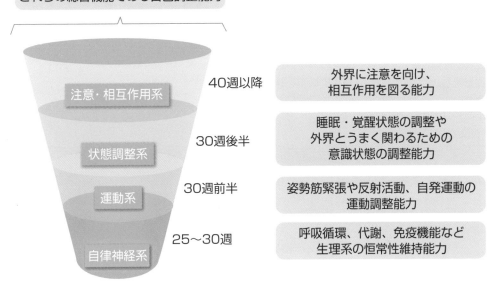

出典：大城昌平、胎児・新生児の神経行動発達とディベロップメンタルケア、改定2版 標準ディベロップメンタルケア、日本ディベロップメンタルケア（DC）研究会編、メディカ出版、2018年を参考に作成

　例えば、20週台前半で出生した児を思い浮かべてみてください。私たちのハンドリングによって、容易に心拍の低下や低酸素を引き起こします。これは、まだ他の行動系の機能がうまく機能し始めていないために、自律神経系が影響を受けることの表れです。ですが32週くらいの児を思い浮かべてみると、私たちのハンドリングですぐに心拍が低下するなどということはもうなくなり、今度は手足を伸ばしたりするような行動がみられると思います。これは運動系が機能し始めている表れです。また、予定日に近い児は話しかけると開眼したり、睡眠と覚醒の状態がはっきりしてきます。これは状態調整系が機能し始めている表れです。40週以降の児は人の顔をじっと見たりしますね。注意・相互作用系が機能し始めている表れです。このように児が少しずつ能力を獲得して神経行動学的な発達をとげていくことを知っておいてください。このことを頭に置きながら児の行動を見てみると、その児が今どの段階にいて、次に目指すべきはどの段階だということを認識してケアを提供することができます。

新生児のサイン

新生児は行動でいろいろなことを私たちに伝えてくれています。前節で述べた行動系によって、出現する行動が異なります。児がどの行動系の能力を獲得できているのか、よく観察してケアに活かすことが大切です。

 組織化された行動（安定のサイン）

まずは組織化された行動（安定のサイン）を知っておきましょう。このサインが出ているときは、児は安定して過ごすことができています。

▼組織化された行動

自律神経系	運動系	状態調整系 注意・相互作用系
・落ち着いて安定した呼吸 ・良好で安定した皮膚色 ・振戦や驚愕（きょうがく）がない	・自然な姿勢と筋緊張 ・なめらかな動き ・手を口にもっていく ・吸啜運動 ・手を握る ・屈曲位	・安定した睡眠状態 ・はっきりした覚醒状態 ・敏活な状態 ・相互作用 ・リズミカルで強い啼泣 ・自己鎮静 ・目の輝き、ほほえみ、かわいらしい表情

出典：大城昌平、胎児・新生児の神経行動発達とディベロップメンタルケア、改訂2版 標準ディベロップメンタルケア、日本ディベロップメンタルケア（DC）研究会編、メディカ出版、2018年
儀間裕貴、早産児の神経行動発達の評価とディベロップメンタルケアへの応用、改訂2版 標準ディベロップメンタルケア、日本ディベロップメンタルケア（DC）研究会編、メディカ出版、2018年を参考に作成

非組織化行動（ストレスサイン）

組織化されていない行動（ストレスサイン）も知っておきましょう。このサインが出たときは、児はすでに自己鎮静できない状態になっており、安定に向けて私たちのサポートが必要です。ケア中にこのサインが出始めたときは、ケアを中断し、ホールディングなどでサポートしつつ児の様子を見ながら進めましょう。

▼非組織的行動

自律神経系	運動系	状態調整系 注意・相互作用系
・不規則な呼吸 ・無呼吸、あえぎ ・皮膚色の変化（チアノーゼ） ・振戦、驚愕の頻発 ・ぴくつき ・嘔吐 ・しゃっくり	・反り返る ・非協調的な動きの増加 ・抑制できない動き ・疲れてだらんとした姿勢 ・手足の指を広げる ・腕や下肢を突っ張る ・しかめつら	・泣きやまないほどの啼泣 ・強いいらつき ・顔をそむける ・視線を合わせない ・キョロキョロとした過剰な目の動き ・すぐに覚醒する ・覚醒しない ・あくび ・くしゃみ ・過剰な敏活さ

出典：大城昌平、胎児・新生児の神経行動発達とディベロップメンタルケア、改訂2版 標準ディベロップメンタルケア、日本ディベロップメンタルケア（DC）研究会編、メディカ出版、2018年
儀間裕貴、早産児の神経行動発達の評価とディベロップメンタルケアへの応用、改訂2版 標準ディベロップメンタルケア、日本ディベロップメンタルケア（DC）研究会編、メディカ出版、2018年を参考に作成

●ストレスサインが出るのは悪いこと!?

ケア中にストレスサインが出現すると、自分の手技でストレスサインを誘発させてしまった、と思いがちです。ですが、ストレスサインが出ることは悪いことではありません。そのサインを出せる能力を児が獲得していると考えるとよいです。ケアによって低酸素になっていた児が、腕や下肢を突っ張ったりあくびをしたりするようになるということは、運動系や状態調整系の能力を獲しつつあると判断することができます。ストレスサインが出たから悪いと判断するのではなく、それぞれの児に私たちがどんなサポートをすればよいかを考えていきましょう。

睡眠覚醒状態とケア

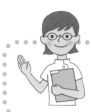

赤ちゃんの睡眠覚醒状態は、私たちがケアを行ううえでとても大切な指標です。よく観察して、ケアを行うタイミングを考えてみましょう。

睡眠覚醒状態のレベル

Brazeltonが提唱している睡眠覚醒状態のレベルがあります。**State**といわれるものです。

▼睡眠覚醒状態のレベル

State 1	State 2	State 3
深い眠り 規則正しい呼吸 眼球運動はない	目を閉じた浅い眠り 不規則な呼吸 吸啜が時々起こる 眼球運動がしばしばある	半居眠り状態 ぼうっとした顔つき

State 4	State 5	State 6
敏活な状態 運動の活動性は低い	運動の活動性が高い 短くぐずって声を出す	啼泣状態

出典：浦島あゆみ、赤ちゃんのしぐさ、サインを知る、with NEO別冊るるNEO 先輩ナースの視点がわかる新生児ケアのきほん、メディカ出版、2019年、p.35

Stateとケアのタイミング

　Stateに合わせてケアを行います。ケアを行うのに最適といわれているのは、State 3〜4のときです。そのタイミングを見計らってケアを行いましょう。

　ただ、State 1〜2のときでも、どうしても今行わなければならない処置やケアが発生することもあります。そのときは、赤ちゃんに優しく声を

かけ、優しく触れて両手で包み込み（ホールディング）をしましょう。触れられたことで、赤ちゃんは覚醒状態のレベルが上がっていきます。これからケアをするために、赤ちゃんにも準備をしていただくのです。Stateが3〜4に上がったところでケアを行いましょう。

ケアパターンの調整

　赤ちゃんが1日に受ける処置やケアの数はとても多いです。採血、レントゲン撮影、超音波検査。清拭、体重測定、シーツ交換、オムツ交換、体位変換……。これらの処置やケアが3時間ごとのミルクの合間に提供されるわけです。看護師の立場からすれば、体重測定をしたあとに清拭もしてしまおう、などとケアの効率化を考えがちですが、赤ちゃんにとってはこれが負担となる場合があります。早産児であればあるほどその傾向は強くなり、かつ、低酸素や徐脈になったり、自律神経系のシステムに影響が出ます。そのため、ひとりの赤ちゃんに対する1日に必要なケアをどのように分散してケア計画を立てれば赤ちゃんのストレスを減らせるか、ということを考えます。これがケアパターンの調整です。1日を通してケアによる赤ちゃんのストレスを最小限にし、状態が安定した状態で成長できるように支援することが目的です。

●赤ちゃんに合わせてケアを組み立てよう！

　それぞれの赤ちゃんによって、ケアや処置に耐えうる能力が違います。赤ちゃんの出しているサインをよく見てみましょう。体重測定のあとに全身清拭をしたら、徐脈になった、低酸素になった、あるいはストレスサインが多く出た、といったことがあれば、その赤ちゃんの場合は体重測定と全身清拭を続けて行うのは避けたほうがよいでしょ

う。この2つのケアに限らず、ケアを1つずつに分散させ、ケアとケアの間には休憩時間をとったほうがよいのかもしれません。よい方向に向けるためのケアが逆に赤ちゃんの状態を後退させることにつながらないようにしたいものです。また、自分ひとりがこの傾向に気づいても、他のスタッフがケアする時間帯には実施されないのでは意味がありません。他のスタッフも同じように赤ちゃんのケアを考えられることが必要です。赤ちゃんをよく観察し、チームで共有して、赤ちゃんに同じ質のケアが提供されるようにしていくことが大切です。

●自分に置き換えて考えよう！

　自分が入院患者であったら……と想像してみてください。気持ちよく寝ているのにいきなり無言で血圧計のマンシェットを巻かれたら……。この看護師は私を尊重してくれないの？　ただの患者ですか？　と悲しみや残念さ、怒りの感情が湧くのではないでしょうか。成人病棟でもそんなケアはしませんよね。患者さんの都合のよい時間帯を伺って、これからする処置やケアの承諾を得て、ケアをさせていただくはずです。赤ちゃんも同じ人間です。自分がケアをされる立場だったら、と置き換え、ケアをしてよいタイミングかどうかをよく観察して、赤ちゃんの「承諾」を得てケアをしていきましょう。

光環境

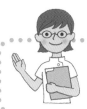

明るすぎる、または恒常的に明るい環境は赤ちゃんにストレスを与え、成長・発達に影響します。明暗のリズムをつけることが大切です。

視覚機能の発達

在胎28週未満は、明暗を知覚する光センサーは機能していません。在胎28週以降に明暗を知覚する光センサーのメラノプシンが機能し始めます。まぶしい光でまぶたを閉じますが、対光反射はまだみられません。在胎30週頃になると、光に対して瞳孔がゆっくり収縮するようになります。

在胎34週前後になると光と形を知覚するロドプシンが機能し始め、光に対する感受性が高まっていきます。早産児であっても、この頃から明暗のみでなく、周囲の様子をぼんやり把握している可能性があります。

光環境について

胎児は暗い胎内で過ごしますが、胎盤由来のホルモン（メラトニンなど）や栄養など母親のサーカディアンリズムの影響を受けています。出生後は、母親のサーカディアンリズムの影響がなくなりますが、昼夜のリズムの影響を受けて、サーカディアンリズムを確立していきます。

早産児は出生後、胎内とは異なる光環境にさらされ、母親からのサーカディアンリズムの影響もなくなります。NICUの照度を落とし、昼夜で明暗を規則的に変化させることで、心拍数が減少し深睡眠が長くなる、エネルギー消費が少なくなる、体重増加が良好になる、サーカディアンリズムが確立しやすくなる、などの利点が報告されています。米国小児科学会は、NICUの光環境を日中は100～200ルクス、夜間は5ルクス以下とする明暗環境を推奨しています。

光環境調整の実際

光環境調整の実際について次に示します。

❶室内の蛍光灯の調光スイッチ、窓際のブラインドやカーテンを利用してNICU全体の照度を調整する。

❷保育器に遮光のためのカバーをかけ、赤ちゃんに光が直接当たらないようにする。赤ちゃんを観察しにくくなるため、モニタリングは確実に行い、定期的に目視での観察を行う。

❸夜間は照明を落とし、昼夜のリズムをつくる。

❹観察や処置の際は、スポットライトなどを使用する。赤ちゃんの顔に光が直接当たらないよう、ライトの当て方やアイマスクの使用などを考慮する。

▼保育器にカバーをかけて照度を調整する

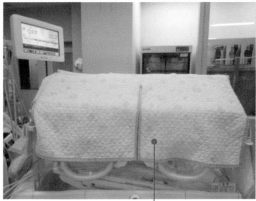

保育器の全面を覆うカバー ———

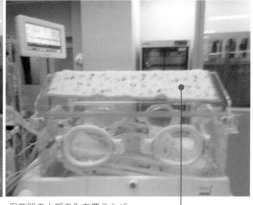

保育器の上部のみを覆うカバー ———

▼照度の目安

JIS（日本工業規格）照度基準

施設	場所	照度（ルクス）
商店 デパート	店内全般	300〜750
	トイレ・階段	150〜200
ホテル	客室	75〜150
病院	手術室	750〜1500
	診察室	300〜750
	麻酔室・回復室	75〜150

労働安全衛生規則

精密な作業	300ルクス以上
普通の作業	150ルクス以上

暗すぎる環境は、NICUで働く医療者の作業効率や安全な業務の遂行に影響し、医療事故やインシデントが増える可能性があります。安全確保のために、赤ちゃんの療養エリアと医療者の作業エリアは別々の光源を使用する必要があります。赤ちゃんにとって望ましい光環境と医療者に必要な光環境について、医療者間で話し合い、施設に合ったNICUの光環境の調整方法を考えることが必要です。

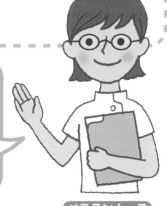

ベテランナース

音環境

騒音は、赤ちゃんの睡眠覚醒リズム、呼吸、循環などを不安定にし、成長・発達にも影響を及ぼします。赤ちゃんの聴覚機能を守るためにもNICU内の騒音を減らす工夫が必要です。

聴覚機能の発達

在胎20週頃に内耳の感覚機能が、在胎25～28週頃には聴覚神経が完成します。在胎5週頃から、胎児は音に対して反応するといわれています。聴覚反応は、在胎28週で50～60dB、正期産児では20～30dBです。

NICUの騒音

胎児は子宮内で、子宮外の音を聞いていますが、その音は母体の腹壁や子宮筋層、羊水を通過した音であり、胎児の耳には減弱して届いています。子宮内で胎児が聞いている音は40～60dBといわれています。しかし、早産児ではすべての音が空気を伝わり、減弱することなく耳に届きます。

NICU内は、昼夜を問わず医療者や面会者などの出入りがあり、話し声や足音、医療機器やモニターの音など騒音が多い環境にあります。騒音には連続的な音（バックグラウンドノイズ）と突発的な音（ピークノイズ）があります。バックグラウンドノイズには、空調や医療機器・保育器のモーター音、呼吸器回路内に貯留した水の音などがあります。ピークノイズには、保育器の窓の開閉、保育器の上に物を置く、保育器周辺で物を落とす、大きな声で話すなどの音、モニターや医療機器のアラーム音などがあります。アメリカ小児科学会では、機器の音量は40dB以下に保つ、保育器の騒音は58dBを超えない、一過性の音は70dBを上回らないことを勧告しています。

column

保育器の中の音

保育器の中で赤ちゃんが臥床する位置に騒音計を置いてケアをしてみると、赤ちゃんは処置を受けている間は騒々しい環境の中にいることがわかります。ちょっとした気遣いで減らせる騒音があることもわかります。騒音計がない施設も多いと思いますが、スマートフォンには騒音を測定できるアプリもあります。保育器の中の音の大きさを測ってみましょう。

音環境調整の実際

音環境調整の実際について以下に示します。

●バックグラウンドノイズを減らす

話し声や足音が大きくなりすぎないよう注意が必要です。医療機器の異常音にはすばやく対応し、保守・点検を定期的に行います。呼吸器回路内に貯留した水はこまめに除去しましょう。モニターの同期音を小さくする、または消すなども効果的ですが、その場合はアラーム設定を確実に行います。

●ピークノイズを減らす

医療者が発する音は一人ひとりが意識することで減らすことが可能です。モニターや医療機器のアラームには、すぐに対応します。保育器の上に直接哺乳瓶や処置用のトレイなどの物を置く、無呼吸発作を起こした赤ちゃんを刺激するために保育器をたたく、保育器に物をぶつける、保育器の周りで物を落とすなどによる衝撃音は、音量が大きいので特に注意が必要です。

●赤ちゃんに優しく話しかける

胎児は、子宮内で母親や父親が自分に話しかける声を聞いています。赤ちゃんに優しく話しかけ、また、ご家族が赤ちゃんに話しかける時間を多くもてるよう配慮し、赤ちゃんが心地よい刺激を受けられるようにします。

▼騒音の目安

騒音レベル	音量(dB)		保育器内	騒音の目安
きわめて静か	20～30			ささやき声
静か	40	＜35dB 睡眠に適する	保育器のモーター音（アトム社インキュi）	図書館
	50	＜45dB NICU環境推奨	保育器の手窓を静かに閉める（アトム社インキュi）	
少し騒々しい	60	＜60dB 保育器内推奨	呼吸器やシリンジポンプのアラーム音 保育器内の赤ちゃんに2人でケアをするときの医療者の会話（普通の大きさの声）	普通の会話
やや騒々しい	70	不快	呼吸器回路の水たまり 保育器の手窓をバタンと閉める（アトム社インキュi）	掃除機
騒々しい	80～90	継続すると聴覚障害		電車内
きわめて騒々しい	100		保育器の上に哺乳瓶を置く	電車通過時のガード下
耐え難い	120	苦痛	保育器をたたく	飛行機着陸直下音

出典：有光威志、NICUの設計デザイン、改訂2版 標準ディベロップメンタルケア、日本ディベロップメンタルケア（DC）研究会編、メディカ出版、2018年、p.182-188を参考に筆者が測定して数値を加え作成

ホールディング

胎児姿勢に近づけたポジションの赤ちゃんの体全体を覆うように、手のひらを密着させて優しく包み込む方法のことです。

どのようなときに行うか

わずかな刺激にも過敏に反応し、自己鎮静のできない赤ちゃんには何らかの介入が必要ですが、そのようなときの介入方法の1つがホールディングです。また、赤ちゃんのポジショニングを整えるときや体位変換時、採血や吸引、胃チューブの交換などの痛みや侵襲を伴う処置時は、ホールディングを実施しながら行うと落ち着きやすくなります。

ホールディングの実際

赤ちゃんが胎児姿勢をとれるようにします。上肢は手で口元や顔を触れるように屈曲し、下肢は膝が腹部につくくらい屈曲した体位とします。片方の手で、赤ちゃんの上半身（頭部や背部、肩、上肢）を、もう片方の手で下半身（臀部と下肢）を包み込みます。ホールディング実施時の手の力加減は、自分の頬を両手で圧迫したときに心地よく感じる強さが適当です。皮膚の角質形成がなされて

---

column

『とんとん』

泣いている赤ちゃんの背中やおしりを手でリズミカルに『とんとん』すると赤ちゃんが泣きやんだ、という体験をした方は多いと思います。しかし、早産児の赤ちゃん、特に20週前半の赤ちゃんに『とんとん』すると、非組織化サインの驚愕が起こってしまいます。『とんとん』は触覚が繰り返し刺激され、振動により三半規管も刺激されます。脳・神経系が未発達な早産児には、複雑な刺激が処理しきれず、ストレスになってしまいます。このような赤ちゃんには、刺激の少ないホールディングが有効です。30週前後になると『とんとん』が心地よいと感じる赤ちゃんが増えてきます。ホールディングしながら指でそっと『とんとん』してあげてみるといいかもしれません。

いない超早産児の場合は、皮膚の損傷に注意し、ソフトに包み込みます。赤ちゃんが泣きやんですぐにホールディングをやめてしまうと、赤ちゃんが落ち着かなくなることが多いので、組織化のサインが優位となり、心拍数や酸素飽和度が安定し、呼吸が規則的になるまで続けましょう。手を離すときには少しずつ手の力をゆるめ、片方ずつそっと離します。それでも赤ちゃんが落ち着かなくなってしまったときは、もう一度ホールディングを行い、赤ちゃんが落ち着くのを待ちます。

▼腹臥位のホールディングの例

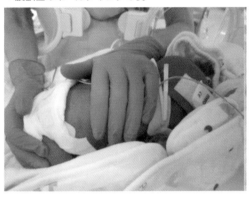

・四肢が屈曲するように両手で包み込む。
・キッキングが強かったり、下肢を伸展させてしまう場合は足底を支えると落ち着きやすい。
・臀部を持ち上げてしまう場合は、臀部を包み込むようにすると落ち着きやすい。

▼側臥位のホールディングの例

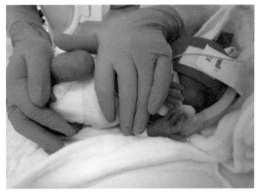

・四肢が屈曲し、胎児姿勢をとれるように両手で包み込む。
・赤ちゃんの手を、胸の前で組む、口元にもっていく、頬を触るようにするなど、赤ちゃん自身の体に触れるようにすると落ち着きやすい。

▼体幹と下肢を包み込むホールディングの例

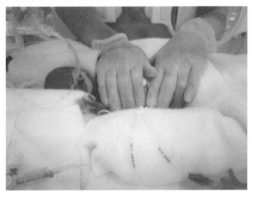

▼頭部と体幹を包み込むホールディングの例

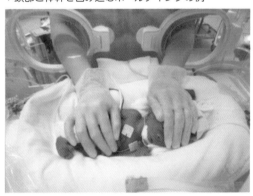

体を包み込む部位や力加減、どのくらいの時間続けるのかなどは赤ちゃんそれぞれに好みがあります。例えば、頭部を包み込まれるのが好きな赤ちゃんや、四肢屈曲位が保てるように体幹を包み込まれるのが好きな赤ちゃん、足底をしっかり保持しながら下肢を包み込まれるのが好きな赤ちゃんなど様々です。成長と共に好みが変化することもあります。どのようにホールディングしたら組織化のサインが出現しやすくなるのか、赤ちゃんの反応をよく観察しながら調整していくことも大切です。

ベテランナース

ポジショニング

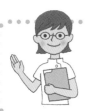

胎児姿勢を保つことで、全身の屈筋緊張の向上、安静保持に加え、感覚運動経験を積むことができます。早産児は自力で姿勢を整えることができないため、ポジショニングが必要です。

早産児の姿勢の特徴

早産児は、在胎週数が少ないほど、屈筋が低緊張となり、重力に抗することができないため、体幹や四肢が床面についた平らな姿勢や左右非対称な姿勢になってしまいます。

早産児の不良姿勢は①頸部の伸展・回旋、②肩甲帯の拳上・後退、③体幹の伸展、④四肢の伸展・外転・外旋（正中方向への動きの減少）です。

ポジショニングの実際

早産児のポジショニングの基本は、胎児姿勢です。具体的には、①頸部の軽度屈曲位、②肩甲帯の下制・前方突出、③体幹の屈曲位、④肩関節の軽度屈曲位・内外転中間位、⑤肘関節屈曲位、⑥股関節屈曲位・内外転中間位、⑦膝関節屈曲位です。頭部は安楽に横を向く位置にします。手は口元にもっていき、足部は軽度内反位または中間位にします。

腹臥位では、体軸である頸部−体幹中央−尾骨が一直線上になるようにします。肘と膝はマットにつくように、また肘と膝が近づくように屈曲位をとります。頭枕と抱き枕の高さの比率を1：2（頭枕が1〜1.5cm、抱き枕が2〜3cm）になるように、抱き枕の幅は、体幹の幅と同じに調整すると胎児姿勢がとりやすくなります。臀部と足底は同じライン上に合わせ、ポジショニング用具に接地できるようにします。

側臥位では、体軸である鼻−喉−胸骨−尾骨が一直線上になるように、頭枕の高さを調整します。四肢は屈曲位にします。抱き枕を使用したほうが屈曲位をとりやすいことがあります。

ポジショニングの目的は、時期によって異なります。修正30週〜32週未満の安静期では安静保持および屈筋の緊張を高めること、それ以降の移行期・成長期は感覚運動経験を増やすことが大切です。安静期は、頭部を含め全身の周囲をポジショニング用具でしっかり保持し、軽く圧迫すると、赤ちゃんの安定・安心が図りやすくなります。移行期・成長期は、感覚運動経験を積むことでボディーイメージを構築し、発達の基礎をつくる時期となるため、動きを制限しすぎないことが必要です。赤ちゃんが動いたあとで屈曲位に戻りやすくなるように、ポジショニング用具を少しゆるめましょう。

▼早産児の姿勢の特徴

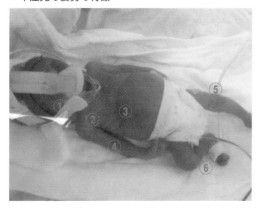

① 頸部の伸展
② 肩甲帯の後退
③ 体幹の伸展
④ 上肢の伸展・外旋
⑤ 下肢の伸展・外旋
⑥ 左右非対称

▼良肢位（腹肢位）

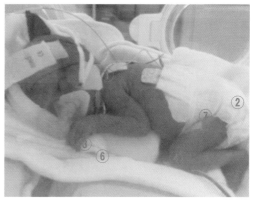

① 頸部 – 体幹中央 – 尾骨が一直線上
② 臀部と足底は同じライン上、ポジショニング用品に接地
③ 手は口元
④ 膝はマットにつき、肘と膝が近づく屈曲位
⑤ 足底は中間位
⑥ 頭枕と抱き枕の高さは2：1、抱き枕は体幹の幅
⑦ 肩関節・股関節は中間位

▼良肢位（側臥位、上から見たところ）

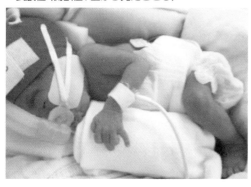

① 四肢屈曲位

▼側臥位を横から見たところ

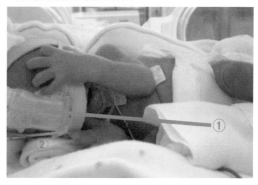

① 鼻 – 喉 – 胸骨 – 尾骨が一直線上
② 枕で頭の高さを調整

ポジショニング用具で赤ちゃんを包み込むことで、高体温になることがあるため注意しましょう。また、頭部や耳介、肘、膝、足部などは圧迫や擦れにより皮膚損傷を起こしやすいので、注意深い観察が必要です。点滴のルートやモニター類の配線が体の下敷きになったり、巻き付いたりしないように配慮しましょう。

ベテランナース

カンガルーケア

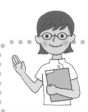

赤ちゃんを家族の胸に抱いて皮膚と皮膚を接触させながら保育する方法です。赤ちゃんや家族に多くの利点があることが知られています。

カンガルーケアの利点

　赤ちゃんにとっては、呼吸数・心拍数・酸素飽和度の安定、筋緊張の改善、深睡眠の増加、常在細菌叢の獲得などの利点があります。家族にとっては、母乳分泌の維持、赤ちゃんのサインや成長発達を肌で感じる、喪失感や抑うつからの回復、愛着の形成などの利点があります。ただし、効果的で安全なカンガルーケアを行うためには、医師・看護師が基準や手順、注意点などをよく話し合い、赤ちゃんと家族のサポート体制を整えてから実施する必要があります。

カンガルーケアの実際

　カンガルーケアの対象や方法について以下に示します。

●**対象**

　呼吸・循環が安定し、保育器内を加湿しなくても体温を保持できる赤ちゃんが対象となります。また、両親にカンガルーケアについて十分な説明を行い、両親がカンガルーケアを希望していることも大切です。母親だけでなく、父親や赤ちゃんのきょうだいなどによるカンガルーケアを実施している施設もあります。

●**準備**

　赤ちゃんの全身状態を観察し、状態が安定していることを確認します。オムツ交換、脱衣、必要に応じて鼻口腔や気管の吸引を行います。カーテンやスクリーンなどでプライバシーに配慮し、リラックスして座ることができる背もたれ付きの椅子を用意します。家族は、前開きの衣類を着用します。

●赤ちゃんの移動

挿管中や輸液中の場合は、移動は複数人で行います。椅子に座っている家族の胸に赤ちゃんを乗せるスタッフのほかに、挿管チューブや呼吸器回路、輸液ルートを担当するスタッフが必要です。家族自身が赤ちゃんを抱き上げて自分の胸に乗せる場合も、スタッフが呼吸器回路、輸液ルートを担当し赤ちゃんの安全確認をします。赤ちゃんと家族がカンガルーポジションで落ち着いたら、服やかけもので赤ちゃんを覆い、呼吸器回路や輸液ルートを固定します。

●実施中の注意

移動や短時間での環境変化は赤ちゃんにとってストレスになります。赤ちゃんと家族が落ち着いていれば、1～3時間続けます。おっぱいを吸いたそうな動きがあった場合は、好きなように吸わせてあげましょう。バイタルサインをモニタリングし、赤ちゃんや家族の変化に対応できるようにスタッフはそばにいます。赤ちゃんまたは家族のどちらかがやめたいサインを出したら無理に続けず、終了します。

●実施後

赤ちゃんを保育器に戻したら、全身状態を観察します。オムツ交換や着衣をし、落ち着いて眠れるように姿勢を整えます。

▼n-DPAPを実施中の赤ちゃんのカンガルーケア

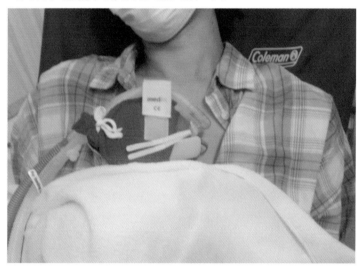

カンガルーケアは、NICUに入院中の赤ちゃんだけでなく正常分娩の出生直後の赤ちゃんにも行われています。多くの利点があるカンガルーケアですが、赤ちゃんの転落や窒息、状態の急変などの報告もあります。カンガルーケア中、スタッフはそばから離れず、赤ちゃんと家族を見守ることが大切です。

ベテランナース

痛みの生理学的知識

早産児は、痛みの受容回路が未発達であるため、痛みをより強く感じている可能性があります。頻回な痛みの経験は、知覚の異常や認知・行動上の発達に影響する懸念があります。

痛みの知覚

痛みの知覚経路には、侵害刺激を感覚受容器から大脳皮質に伝える求心性の経路と、大脳皮質から脊髄に伝える遠心性の経路があります。

求心性の経路には新脊髄視床路と古脊髄視床路があります。新脊髄視床路は、感覚受容器➡脊髄➡視床➡大脳皮質の経路で、鋭い痛みを速い速度で伝えます。古脊髄視床路は、感覚受容器➡脊髄➡中脳網様体➡視床下部から視床➡大脳皮質または

は大脳辺縁系➡大脳皮質の経路で、鈍い痛みを伝えます。伝達速度は遅いですが痛みの知覚が長く続きます。また、侵害刺激が大脳皮質に達するまでにいくつかの部位を通るため、情動に影響を与えると考えられています。遠心性の経路は、大脳皮質➡脊髄の抑制系の経路で、侵害刺激を軽減する働きがあります。

早産児の痛みの知覚の特徴

在胎20〜26週頃には求心性の経路ができますが、痛覚伝導は未熟であるため、感覚受容器の閾値が低く、少しの刺激でも痛みを感じやすいといわれています。また、痛覚を伝導する神経終末と触覚を伝導する神経終末が脊髄の中で一時的に重なり合うため、触覚と痛覚を区別できず、触られることが痛いと感じている可能性があります。

正期産児の痛みの知覚経路には遠心性の抑制系が機能していますが、早産児ではこの抑制系が未

発達です。そのため、受け取った侵害刺激をそのまま脳に伝えてしまい、痛みを強く感じている可能性があります。

NICUに入院した早産児は、痛みを伴う処置を頻回に受けます。その長期的影響として脳の微細構造や機能の異常があります。また、抑うつ傾向や自尊心の低下、引きこもりなどの認知や行動の異常との関連も認められ、発達への影響が懸念されます。

NICUに入院している赤ちゃんが痛みを感じる処置

「NICUに入院している新生児の痛みのケアガイドライン」では、NICUで痛みを伴うベッドサイド処置として、下表のものをあげています。NICUに入院した赤ちゃんは、在胎週数が少ないほど処置の回数が多く、入院して日が浅いほど処置の回数が多くなります。NICUに入院して2週間以内の早産児は、1日に10回以上、痛みを伴う処置を受けているといわれています。

▼痛みを伴うベッドサイド処置

診断関連の処置	採血（足底採血、静脈採血、動脈採血）、腰椎穿刺、眼底検査
治療関連の処置	チューブ・カテーテルの挿入・抜去（静脈カテーテル、動脈カテーテル、中心静脈カテーテル、臍カテーテル、気管チューブ、尿道カテーテル、胃カテーテル、十二指腸カテーテル）、穿刺（胸腔穿刺、腹腔穿刺）、吸引（気管内吸引、鼻腔内吸引、口腔内吸引）、注射（皮下注射、筋肉注射）、テープ類の除去、創部の処置

出典：日本新生児看護学会：NICUに入院している新生児の痛みのケアガイドライン2020年（改訂）版を参考に作成

赤ちゃんの痛みの評価

赤ちゃんは言葉を発することができず、痛みを訴える手段が乏しいため、医療者が赤ちゃんの痛みを評価し、痛みのケアを実施する必要があります。生理指標（心拍数、酸素飽和度、呼吸様式など）や行動指標（啼泣状態、顔表情、体の動きや筋緊張、睡眠−覚醒状態など）を組み合わせた多元的指標で構成され、信頼性と妥当性が検証されたツールの使用が有用です。痛みの評価とケアの内容を記録に残すことは、ケア内容の改善につながります。

▼痛みの評価のツール

ツール名	対象	指標項目
NIPS：Neonatal Infant Pain Scale	修正31〜39週	生理指標：呼吸様式 行動指標：顔表情、啼泣状態、腕の動き、足の動き、睡眠覚醒状態
PIPP：Premature Infant Pain Profile	在胎24〜40週 生後28日以下	生理指標：睡眠覚醒状態、心拍数、酸素飽和度 行動指標：顔表情（眉の隆起、強く閉じた目、鼻唇溝） 修正週数
日本語版PIPP	修正37〜42週	同上の指標
PIPP-R：PIPP-Revised	在胎25〜41週 生後1週以下	同上の指標
FSPAPI：Face Scales for Pain Assessment of Preterm Infants	修正29〜35週	生理指標：顔色（蒼白）、全身の弛緩 行動指標：顔表情（しわ形成）
NIAPAS：Neonatal Infant Acute Pain Assessment Scale	在胎23〜42週 生後1〜2週以上	生理指標：呼吸様式、心拍数、酸素飽和度 行動指標：睡眠覚醒状態、顔表情、啼泣、筋緊張、操作への反応 修正週数

出典：日本新生児看護学会：NICUに入院している新生児の痛みのケアガイドライン2020年（改訂）版を参考に作成

痛みのケア

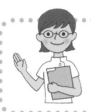

2014年に「NICUに入院している新生児の痛みのケアガイドライン」が作成されました（2020年に改訂）。ガイドラインを活用し、他職種と協働して痛みのケアに取り組みましょう。

痛みケアの実際

疼痛緩和法には、薬剤を使用した薬理的緩和法と、薬剤を使用しない非薬理的緩和法があります。ここでは、非薬理的緩和法を紹介します。

●痛みを伴う処置の回数を減らす

例えば、吸引は、NICUに入院している赤ちゃんに行われる処置の中でも頻度が高いものです。吸引を行うタイミングは、決まった時間にルーチンワークとして行うのではなく、心拍数、呼吸数、酸素飽和度、聴診、視診、触診などから総合的に判断します。吸引の必要性をアセスメントすることは、痛みの経験を減らすことにつながります。

●安静と環境調整

痛みを伴う処置を実施する場合、処置の前後に十分な安静時間をとります。安静のためにも環境調整が必要です。海外のガイドラインでも、光や音を調整することを推奨しています。

●包み込み、ホールディング

赤ちゃんの肘関節を屈曲させ、自己鎮静ができるように手は口元にもっていきます。足は膝関節を屈曲させ、M字型になるようにして、おくるみで赤ちゃんの体を包み込みます。ホールディングは、包み込みと同様に赤ちゃんの体位を整え、介助者の両手で赤ちゃんの体が動かないように少し力を加えて包み込みます。強い力で包み込むと、呼吸が苦しくなるので注意が必要です。

●Non-Nutritive Sucking（NNS）

赤ちゃんに口唇刺激を与え、サッキング（吸啜）があればおしゃぶりを使用します。赤ちゃんがおしゃぶりを嫌がるときは、無理に勧めず、赤ちゃんの状態に合わせて使用することが大切です。また、おしゃぶりは母乳育児の促進を阻害するという考え方もあります。「NICUに入院している新生児の痛みのケアガイドライン」では、おしゃぶりを使用する場合は、保護者の承諾を得ることを提案しています。

●母乳の投与

処置前に直接授乳または搾乳母乳の授乳をします。嘔吐しないように、授乳量を調整する、処置中に腹部を圧迫しない、などの配慮が必要です。

●ショ糖の口腔内投与

痛みを伴う処置の2分ほど前に、24%濃度の
ショ糖液を舌の上に直接滴下するか、綿棒にしみ
こませて吸啜させます。舌の先端付近の甘味受容
体にショ糖が付着すると、脳内の麻薬様物質であ
るβエンドルフィンの放出が促進され、鎮痛効果
が得られると考えられています。胃チューブでの
投与は効果がありません。鎮痛効果は投与後2分
で最大となり、約5分後まで持続します。必要に
応じて追加投与が勧められています。

ショ糖を繰り返し投与することによる神経学的
予後へのリスクの懸念があり、安全性については
まだ結論が出ていません。「NICUに入院してい
る新生児の痛みのケアガイドライン」では、ショ
糖を使用する場合は、保護者の同意を得ることを
提案しています。

上記のケアは、単独で行うより、いくつかの方
法を併用することで、より効果が上がるといわれ
ています。

▼痛みのケアの例

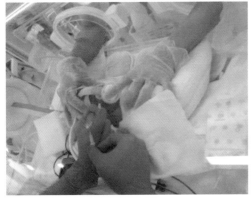

①静脈ルート確保時
上肢・体幹・下肢をリネンで包み込み、おしゃぶ
りでNNSを実施。

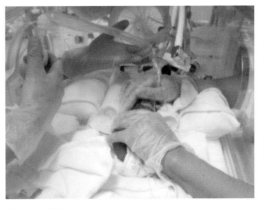

②気管吸引時
ホールディングをしながら気管吸引を実施。

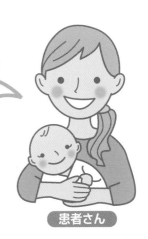

おしゃぶりは母乳育児の促進を
阻害するようですが、気をつけ
たいと思います。

患者さん

MEMO

chapter 4

日常生活援助

新生児への日常生活援助では、
生理学的な知識と神経行動学的な知識を踏まえて
ケアを提供することが大切です。

体位変換

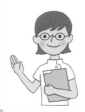

自分自身で体位変換を行うことができない新生児には、定期的な体位変換を行う必要性があります。体位変換を行う主な目的としては、①同一体位による圧迫や循環障害を避け、皮膚を保護し、安楽な姿勢をとること、②肺の拡張促進および気道分泌物の排出促進により呼吸器合併症の予防をすること、があげられます。

✚ 手順とポイント

●体位変換を始める前に

覚醒レベルを評価し、表情がまどろんでいる状態（State 3〜4）であることを確認します。スタンダードプリコーションに従って手指衛生をし、防護具を装着します。

●仰臥位から側臥位への体位変換

❶肩枕を頭枕へ交換し手のひらで児を包み込み、屈曲姿勢を保持しながらポジショニング用具をゆるめる。

❷ホールディングを行い、児が落ち着くまで待つ。

❸ホールディングを継続し屈曲姿勢を保持しながら、頭部を向きたい方向へ傾ける。頸部を中間位に保持した状態で児を後頭部側に数cmずらす。

❹ホールディングを継続し屈曲姿勢を保持しながら側臥位方向に倒し、ロールタオルを抱かせる。

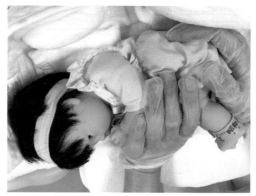

❺ホールディングを継続し、落ち着いたことを確認してからポジショニング用具で囲み、ポジショニングを整える。

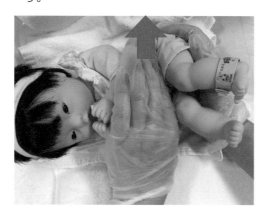

●**側臥位から腹臥位への体位変換**

❶手のひらで児を包み込み、屈曲姿勢を保持しながらポジショニング用具をゆるめる。

❷ホールディングを行い、児が落ち着くまで待つ。

❸下肢の屈曲を保持しながら下側になる上肢の脇を締めて手のひらを顔側に向けて、口元に手をもってくるようにする。手に点滴を施行している場合、点滴側の手は体に沿わせる。

❹ホールディングを継続し、胸腹枕を抱かせた状態で屈曲姿勢を保持したまま後頭部側に数cmずらす。

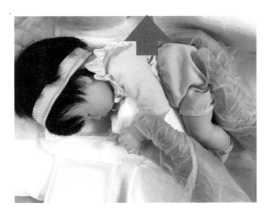

❺ホールディングを継続し屈曲姿勢を保持しながら腹臥位方向に倒す。下敷きになった手は床面に押し付けるようにゆっくり抜く。

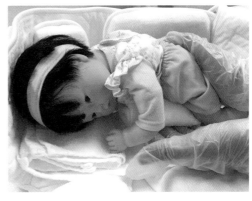

❻ホールディングを継続し、落ち着いたことを確認してからポジショニング用具で囲み、ポジショニングを整える。

Nurse Note

体位変換は焦らずにゆっくり行う

　腹臥位から仰臥位へ体位を変える場合は、一度に行わずに腹臥位➡側臥位➡仰臥位へと90°の体位変換をし、児の状態を見て休息をとりながら行うとよいですね。

　また、挿管している児の体位変換は、計画外抜管のリスクがあります。特に早産児の場合は適切なチューブ位置の範囲がより狭くなり、少しの頭部の後屈でも抜管につながることがあります。頭側で挿管チューブを保持する人、体幹を動かす人と役割分担をし、モニターや児の顔色を見ながら行うようにしましょう。また、体位変換終了後は両肺音を聴取し、適切な換気がされているか確認しましょう。

オムツ交換

オムツ交換は頻度の多いケアの1つですが、臀部や下肢を挙上する姿勢をとることで低酸素を引き起こす可能性があるため、バイタルサインの変動に注意して実施することが大切です。オムツ交換を行うことで、排泄物によって汚染された陰部・臀部の清潔を保ち皮膚トラブルの発生を予防し、児の不快感を除去します。

手順とポイント

●必要物品

対象に合ったサイズのオムツ、おしり拭き、ビニール袋（オムツ用、おしり拭き用、使用済みの手袋用）、ディスポーザブル手袋

●オムツ交換を始める前に

覚醒レベルを評価し、表情がまどろんでいる状態（State 3〜4）であることを確認します。スタンダードプリコーションに従って手指衛生を行い、防護具を装着します。

●手順

❶オムツ交換を始めることを児に伝える。

❷足だけを持つと股関節脱臼を引き起こす可能性があるため、児の臀部に手を添えて臀部を持ち上げる。床面を押し付けるようにしながら、装着しているオムツの下に新しいオムツを敷き込む。

▼臀部保持方法の例

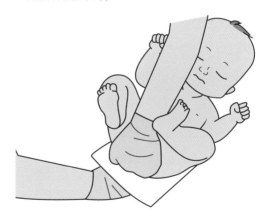

❸装着しているオムツのマジックテープを内側に折り、オムツを開く。排便がある場合は汚れていない面で優しく拭いたあとで押さえ拭きをする。使用したおしり拭きはビニール袋に入れる。

　男児の場合：陰嚢の裏に便が付着しやすいため、陰嚢を持ち上げて清拭する。

　女児の場合：尿道への感染予防のため、前方から後方に向かって清拭する。

　男女共通：鼠径部に汚れがたまりやすく、湿潤による皮膚トラブルを起こしやすいため、忘れずに清拭する。

❹排泄物の性状や量、臀部発赤等の皮膚トラブルがないか観察する。

❺児の臀部に手を添えて臀部を持ち上げ、使用済みのオムツを取り除き、ディスポーザブル手袋を外す。汚染したオムツと使用済みの手袋を分けてビニール袋に入れる。

❻手指衛生をし、新しいディスポーザブル手袋を装着してから新しいオムツを装着する。装着する際は、❶腹部を圧迫していない、❷児の臍が出ている、❸大腿は動きやすくなっている、❹ギャザーは外側に向いていることを確認する。

❼児のStateの状態によってはホールディングなどのなだめのケアを行い、安定したことを確認してからポジショニングを整える。

❽使用済みのオムツと使用済みの手袋、おしり拭きを廃棄し、観察した排泄物の量や性状を記録する。

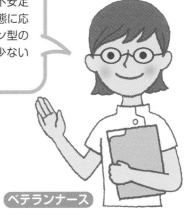

新生児にとってオムツ交換はストレスとなり低酸素を引き起こす可能性があります。超低出生体重児をはじめとする呼吸循環動態が不安定な児にとって、状態変化の引き金となることがあるため、児の状態に応じてオムツの交換頻度を減らす目的で陰部にコットンやナプキン型のシートを敷きこむ方法などもあります。児にとってストレスの少ないオムツ交換を常に考えていきましょう。

ベテランナース

浣腸

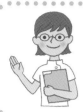

新生児は腸管壁の筋層が薄く、腸蠕動も不規則で全体的な協調運動が悪いため容易に腹部膨満になりやすいです。自力での排便が難しいまたは不十分な場合、グリセリン浣腸液を直腸内に注入し、浸透圧により腸壁を刺激し蠕動運動を促進させて便を軟らかくすることで、排便を誘導します。

手順とポイント

●必要物品
グリセリン浣腸液、潤滑油、交換用オムツ、おしり拭き、ビニール袋、ディスポーザブル手袋

●浣腸を始める前に
・覚醒レベルを評価し、表情がまどろんでいる状態(State 3～4)であることを確認する。スタンダードプリコーションに従って手指衛生を行い、防護具を装着する。
・事前にグリセリン浣腸液を温めますが、浣腸液が高温になりすぎると粘膜損傷のリスクとなるため、体温程度とする。そしてネラトンカテーテル内が浣腸液で満たされた状態で指示量を準備する。潤滑油はネラトンチューブの先端に事前につけておく。

●手順
❶児に浣腸を行うことを伝える。
❷ホールディングを行い、ポジショニング用具をゆるめる。オムツを開け膝関節を屈曲するように保持する。肛門にネラトンカテーテルを挿入し、ゆっくり浣腸液を注入する。挿入(挿入長さは1～3cmを目安とする)時の体位は結腸の解剖学的構造から左側臥位が最も適切だとされているが、体位変換を行うことでの児の負担を考慮し、挿入長さに留意して仰臥位で行うことがある。

▼浣腸時の体位保持方法の例

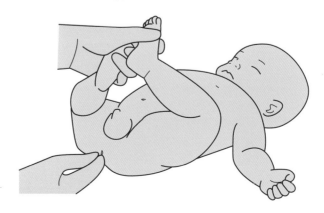

❸浣腸液を注入できたら静かにネラトンカテーテルを抜去する。使用済みのカテーテルはビニール袋に廃棄し、ディスポーザブル手袋を交換してからオムツを閉じる。

❹排便している様子を確認できたら、オムツを開けて浣腸後の排便の性状や量、腹部状態を観察する。

❺新しいオムツに交換する。児のStateに応じてホールディング等のなだめのケアを行い、安定したことを確認してからポジショニング用具で囲み、ポジショニングを整える。

❻浣腸後の排便の性状や量、腹部状態を記録に残す。

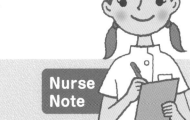

カテーテルの挿入

Nurse Note

　新生児の粘膜組織は脆弱であり、カテーテルを深く挿入することで腸管穿孔をきたす可能性があるため、挿入長さを守りましょう。また、挿入が困難な場合は腸疾患の可能性もあります。その場合は無理に挿入せず、医師に相談しましょう。浣腸液は高浸透圧による腸管損傷をきたす可能性があるため、児の未熟性や状態に応じて希釈した浣腸液を使用することがあります。

清拭

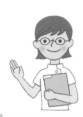

出生後の新生児の体表面には血液や粘液が残っており、超早産児・超低出生体重児をはじめ未熟性が高い児や、急性期などの治療経過により沐浴ができない児に対し、在胎週数や皮膚の成熟状況を考慮したうえで清拭を行います。新生児は体表面積が大きいことで清拭による低体温が起こるリスクがあります。低体温になると呼吸循環への影響があるため、熱喪失を最小限にするように配慮することが大切です。

手順とポイント

● **必要物品**

ベースン、湯(40℃前後)、湯温計・コットンガーゼ、交換用のオムツ、タオル、リムーバー、新しい電極、差し湯

● **清拭を始める前に**

❶ 覚醒レベルを評価し、表情がまどろんでいる状態(State 3〜4)であることを確認する。スタンダードプリコーションに従って手指衛生を行い、防護具を装着する。

❷ 湯温計を使用して湯の温度を確認する。

❸ 開始前に体温測定を行い、正常範囲内であることを確認する。

❹ 哺乳または注入直後は嘔吐や消化不良の原因となるため、哺乳後最低1時間以上は空けるようにする。

❺ 開窓による体温低下を起こしやすい場合は、あらかじめ保育器内温度を0.5℃ほど上げておく。

● **仰臥位から始める場合**

❶ 児に清拭を行うことを伝える。

❷ 蒸散による体温低下や羞恥心への配慮から、清拭する部位以外の皮膚はタオルをかけ、皮膚の露出を最小限にする。

❸ 顔を清拭する。コットンは固く絞り、看護師の手でコットンの温度を確認してから拭く。目を拭くときは目頭から目尻に向かって拭く。口の周りは汚染しやすいため、コットンであらかじめ汚れをふやかすと取り除きやすくなる。また耳の後ろ側は湿潤になりやすく、側腹臥位時は圧迫による皮膚トラブルを起こしやすいため、皮膚の観察を忘れずに行う。

▼顔の清拭例（➡の方向に沿って清拭する）

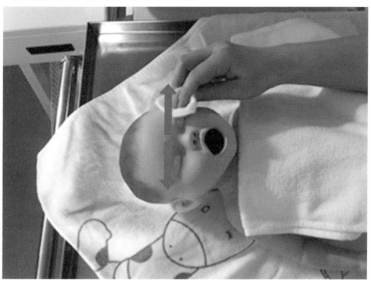

❹頭部全体を拭く。

❺頸部はしわに沿って拭く。

❻両上肢は末梢から中枢に向かって拭く。手指は手を広げるようにして汚染物を取り除く。

▼上肢の清拭例

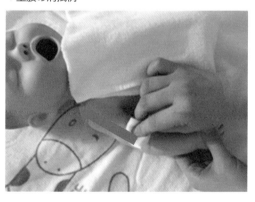

❼使用している電極はリムーバーを用いて取り除く。

❽胸腹部を拭く。腹部は『の』の字を描くように拭き、臍周囲も丁寧に拭く。拭き終えたあと、乾いたコットンで押さえ拭きをし、水分を取り除く。

❾仰臥位から側臥位へ体位変換をする（体位変換の方法は「体位変換」の節を参照）。

❿背部を拭く。肩から骨盤に向かって拭き、乾いたコットンなどで押さえ拭きをし、水分を取り除く。

▼背部の清拭例

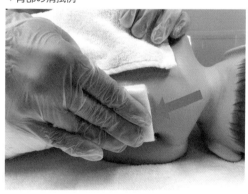

⓫側臥位から仰臥位へ体位変換をする（体位変換の方法は「体位変換」の節を参照）。

⓬下肢は末梢から中枢に向かって拭く。大腿の付け根や足部のしわに沿って拭き、乾いたコットンで押さえ拭きをし、水分を取り除く。

▼下肢の清拭例

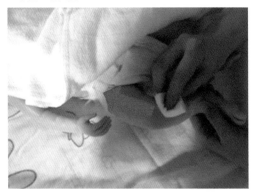

⑬陰部を拭く。拭いたあとは乾いたコットンで押さえ拭きをして水分を取り除いてから、新しいオムツに交換する。

⑭各部位を拭いたあと、乾いたコットンで押さえ拭きし、水分を取り除く。

⑮使用していたディスポーザブル手袋を廃棄し、新しいディスポーザブル手袋を装着する。

⑯新しい電極を装着し、貼付部位を避けるように保湿を行う。児のStateの状態によりホールディングなどのなだめのケアを行う。

⑰安定したことを確認してからポジショニング用具で囲み、ポジショニングを整える。体温低下がないかどうか体温測定で確かめる。

なお、超低出生体重児の場合、生後2日から2週間は清拭の際に滅菌蒸留水を温めたものと滅菌ガーゼもしくは滅菌済みのコットンを使用し、感染防止に努める必要があります[1]。

清拭での配慮

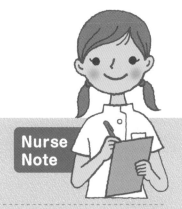

Nurse Note

清拭を行う際はケア中の児の様子を観察しましょう。ストレスサイン（驚愕反射、あくびなど）が増加した際は、児は疲労を感じているかもしれません。児の状態を見極めて部分清拭にとどめるなどの配慮が必要です。清拭の順番に関しては、頻回な体位変換は児の負担ともなりうるため、体位変換の回数が最小限になるように順番を変更するなどの配慮をすることが大切です。

出典：1）八田恵利、新生児の皮膚ケアハンドブック、メディカ出版、2013年、p.26

沐浴

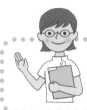

沐浴には、皮膚の清潔保持、感染予防および新陳代謝や血流循環の促進といった効果があります。また、全身の皮膚を観察する機会にもなります。

手順とポイント

●必要物品

　沐浴槽（湯温38〜39℃）、湯温計、石鹸（中性から弱酸性で泡タイプが望ましい）、清拭用ガーゼ、沐浴布、着替えの肌着、交換用のオムツ、おしり拭き

●沐浴を始める前に

❶覚醒レベルを確認し、表情がまどろんでいる状態（State 3〜4）であることを確認する。スタンダードプリコーションに従って手指衛生を行い、防護具を装着する。

❷実施前に体温測定を行い、体温が正常範囲内であることを確認する。

❸哺乳直後は嘔吐や消化不良の原因となるため、哺乳後最低1時間以上空ける。

❹沐浴槽にお湯を張る際に湯温計で38〜39℃であることを確認する。

●手順

❶児に沐浴を行うことを伝える。

❷児の洋服を脱がす。モニター類を装着している場合はリムーバー等を使用し愛護的に外す。

❸看護師の肘で湯温が適温か確認する。

❹利き手と反対の手で児の頭部を保持し、沐浴布を体にかけた状態で下肢の屈曲姿勢を保持しつつ足元からゆっくり湯につける。

❺児が落ち着いたのを確認したうえで、顔から泡で洗うようにし、泡が残らないように拭き取る。

❻頭➡頸部➡上肢➡胸腹部の順番で洗う。洗う際は泡で洗うようにし、汚れがたまりやすい頸部や腋窩を重点的に洗い、泡が残らないように取り除く。体を洗うときは沐浴布をすべて外してしまうと驚愕反射を誘発するため、常に沐浴布を握れるようにする。上肢は末梢循環の促進のため末梢から中枢に向かって洗い、手のひらは湯の中で優しく洗う。腹部は『の』字マッサージをするように泡で洗う。

▼頸部の洗い方例

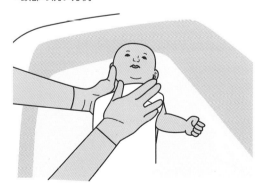

▼上肢の洗い方例

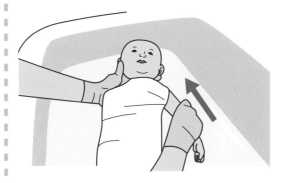

▼仰向けへの向きの変え方例

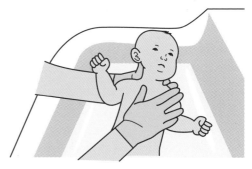

❼背部を洗う。背部を洗う際はいったん沐浴布を外す。利き手を児の脇の下にかけて、上体を利き手の前腕に体重を乗せるように移動する。児の姿勢が安定したことを確認してから頭部の支えを外す。背部を洗う際に臀部のくぼみや耳の後ろや後頸部も洗う。

▼背部の洗い方例

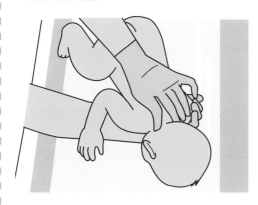

❽児の頭部を保持し、児の体を頭部の保持している後方に倒して、児の脇の下を支えていた手をゆっくり外す。

❾下肢は湯につかっている状態で末梢から中枢に向かって洗う。

❿陰部・肛門部・鼠径部も湯につかっている状態で洗う。

⓫最後に足元からかけ湯をしてから、湯からゆっくりと上げる。

⓬速やかにバスタオルで押し拭きして水分を取り除く。必要時には綿棒を使用して耳の中の水分を取り除く。

⓭新しいオムツを装着しモニター類を装着する。保湿を行う際はモニター貼付部位を避けるように行う。

⓮着衣をする。

● 臍の観察

　臍の乾燥の状態を観察・評価します。臍周辺の発赤やにおい、出血、湿潤、付着物の有無を観察します。オムツ装着時は臍の乾燥を促進するために臍をオムツで覆わないようにします。乾燥した臍が腹臥位時に圧迫して皮膚を傷つける可能性があります。必要時には乾燥した臍の下に創傷被覆・保護剤を貼付して皮膚の保護をすることがあります。臍肉芽腫が残っている場合は、硝酸銀で焼却するなどの処置が必要な場合があります。臍脱後も湿潤した状態が持続し、分泌物の付着がある場合は尿膜管遺残や卵黄嚢遺残などが疑われるため、精査が必要となる場合があります。

体重測定

体重測定は、移動動作を行うときに伸展姿勢となりやすいため、児にとってストレスの高い行為ですが、児の成長発達評価や水分出納および水分投与量・薬剤投与量の指標を得るために重要な測定といえます。

手順とポイント①：閉鎖式保育器の内蔵型体重計での測定

●必要物品
包み込み用のタオル

●体重測定を始める前に
覚醒レベルを評価し、表情がまどろんでいる状態（State 3〜4）であることを確認します。スタンダードプリコーションに従って手指衛生を行い、防護具を装着します。前回の体重を確認します。

▼閉鎖式保育器内での体重測定

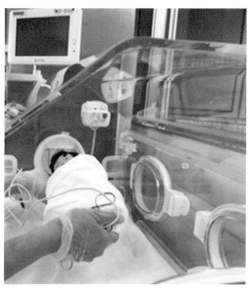

●手順
❶児に体重測定を行うことを伝える。

❷閉鎖式保育器の臥床架を水平にする。

❸ベッド周囲の環境を整える。事前に輸液ルートやモニターコードの位置を確認し、持ち上げられる長さであるかを確認する。児を仰臥位にしてからオムツ交換をし、屈曲姿勢を保持するように包み込みをする。

❹保育器内蔵の体重計の風袋ボタンを押し、ルートやコードが体重計に接触しないようにしながら児を持ち上げる。

❺児を床面に下ろしてよいというメッセージが表示されたことを確認してから、静かに児を下ろし、ルートやコードは持ち上げたままにして測定する。

❻前回の測定値と比較し、測定値を記録する（包み込み用タオルとシーネを使用している場合は、忘れずに重さを引く）。

❼包み込み用のタオルを外し、児のStateの状態に応じてホールディング等のなだめのケアを行う。

❽安定したことを確認してからポジショニング用具で囲み、ポジショニングを整える。

手順とポイント②：移動式体重計での測定

● **必要物品**

　移動式体重計、包み込み用のタオル、オムツ、バスタオル

● **体重測定を始める前に**

　覚醒レベルを評価し、表情がまどろんでいる状態 (State 3〜4) であることを確認します。スタンダードプリコーションに従って手指衛生を行い、防護具を装着します。前回の体重を確認します。

● **手順**

❶児に体重測定を行うことを伝える。

❷輸液ルートやモニターコードの位置を確認したうえで、水平移動ができるように体重計を設置し、体重計と保育器の高さが同じになるようにベッドの高さを調整し、移動前はベッド柵を下ろす。体重計は水平がとれているか確認する。

❸体重計の上に事前に保温したバスタオルと新しいオムツ、移動時に使用する包み込み用のタオルを置いて測定し、0設定をする。

❹ベッドを水平にしてからオムツ交換をし、タオルで包み込む。

❺ルートやモニターコードの巻き込みに注意しながら、屈曲姿勢を保持したまま児を体重計へ水平移動する。

▼体重計へ水平移動する

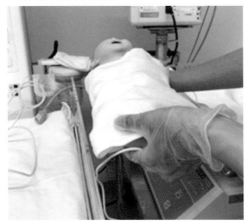

❻児を体重計に乗せ、コードやルート類が体重計に接触しないように持ち上げながら測定する。

▼児を体重計に乗せる

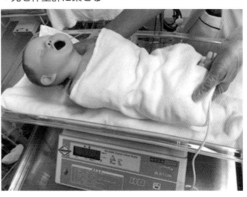

❼測定後は屈曲姿勢を保持しながら保育器へ水平移動する。

❽児のStateを観察し、ホールディングなどのなだめのケアを行い、安定したことを確認してからポジショニングやコード類、ルート類の整備をし、ポジショニング用具で囲み、ポジショニングを整える。

❾前日の体重と比較し、測定値を記録する（シーネを使用している場合は忘れずにシーネ分を差し引く）。

シーツ交換

新生児が過ごす保育器内は高温多湿であることから、シーツ交換は療養環境を整えるという点において大切なケアです。シーツ交換は体重測定と同じタイミングで行うことが多いですが、「児を持ち上げる」という動作は児にとってストレスが高いため、児のストレスが最小限となるよう考慮して行うことが重要です。ここで示すシーツ交換方法は基本的な方法であり、施設によって使用しているシーツは異なりますが留意点は同じです。

手順とポイント

● **必要物品**

新しいシーツ、清拭用除菌クロス、ビニール袋、ディスポーザブル手袋

● **シーツ交換を始める前に**

覚醒レベルを評価し、表情がまどろんでいる状態 (State 3～4) であることを確認します。スタンダードプリコーションに従って手指衛生を行い、防護具を装着します。

● **看護師2名 (A・B) での手順**

❶児にシーツ交換を行うことを伝える。

❷児をタオル等で包み込み、安定していることを確認する。

❸交換するシーツの端をすべて外へ出し、端を内側に折り込む。

❹児は屈曲姿勢を保持したまま看護師A側に水平に移動し、児が安定するまでホールディングをする。

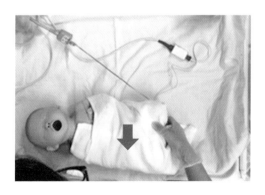

❺看護師B側のシーツは扇子状に折り込み、マットの中央側に軽く折り込む。

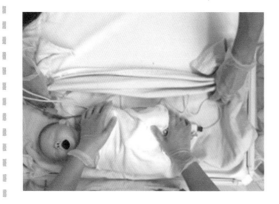

❻マットレスを除菌クロスで清拭する。使用していたディスポーザブル手袋を廃棄し、新しいディスポーザブル手袋を装着する。

❼扇子状に折った新しいシーツをマットの半分のみ敷く。

❽看護師Aは児を、屈曲姿勢を保持したまま、看護師B側の新しいシーツにできるだけ持ち上げないように水平移動する。

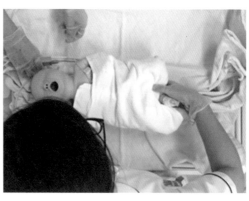

❾看護師Bはホールディングをする。看護師Aは汚染したシーツを取り除き、ほこりが立たないように内側に丸めて保育器の足元側から取り出し、ビニール袋に入れて封をし、マットレスは除菌クロスで清拭する。使用していたディスポーザブル手袋を廃棄し、新しいディスポーザブル手袋を装着する。

❿扇子状に折ったシーツを伸ばし、残りのマット半分側に敷く。

⓫児をマットレスの中央へ移動し、ホールディングを継続する。シーツは張りすぎず、マットレスをできるだけ持ち上げないように端を内側に折り込み整える。

⓬包み込みをしているタオルを外し、児のStateの状態によりホールディングなどのなだめのケアを行う。

⓭児が安定していることを確認してからポジショニング用具で囲み、ポジショニングを整える。

chapter 5

新生児蘇生

新生児仮死の予防のために新生児蘇生が大切です。
また、NICUでの急変のときにもこの知識が使えます。

新生児蘇生法(NCPR)

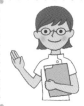

日本周産期・新生児医学会が母体となり、新生児蘇生法普及事業が2007年から開始されました。新生児にとって出産は、胎内環境から胎外環境へと激変し、命に関わる危機的状況ともいえます。新生児仮死は日常的に起こりうるものであり、それをいかに後遺症なく救命するかがNCPRのカギとなります。

新生児仮死の割合とNCPRの意義

新生児蘇生普及事業の最大の目的は「仮死で生まれる新生児の救命」です。全出生の中で約3%の児が人工呼吸を必要とします。2018年、全国の出生数は約91万人でした。割合から計算すると、全国で約2万7000人の新生児が人工呼吸を必要としていることを意味します。新生児仮死では"約90%がバッグ・マスク換気だけで改善する"ともいわれています。適切な人工呼吸が施されることで、新生児の救命率が格段に上がることが考えられます。さらに、"人工呼吸と胸骨圧迫を加えると約99%の新生児仮死の蘇生が可能"ともいわれています。

NCPRは出生時だけでなく、新生児医療の現場でも活用することができます。例えば、無呼吸発作で人工呼吸が必要であったり、急変して挿管や薬物投与が必要であったりするときに、NCPRの基本的な知識・技術は有効です。

出生後の新生児の状態評価

アプガースコアの1分値が低い（出生時の状態が思わしくない）にもかかわらず、5分値が正常（8～10点）であった場合は、新生児蘇生が成功していると評価することができます。

▼アプガースコア (Apgar score)

評価内容 ＼ 点数	0	1	2
心拍数（回/分）	ない	100未満	100以上
呼吸	ない	弱い泣き声/不規則な浅い呼吸	強く泣く/規則的な呼吸
筋緊張	だらんとしている	いくらか四肢を曲げる	四肢を活発に動かす
鼻腔刺激に対する反応	反応しない	顔をしかめる	咳またはくしゃみ
皮膚の色	全身蒼白または暗紫色	体幹ピンク/四肢チアノーゼ	全身ピンク

※アプガースコアは、出生時の状態（1分値）と神経学的予後（5分値）を示す10点満点のスコアである

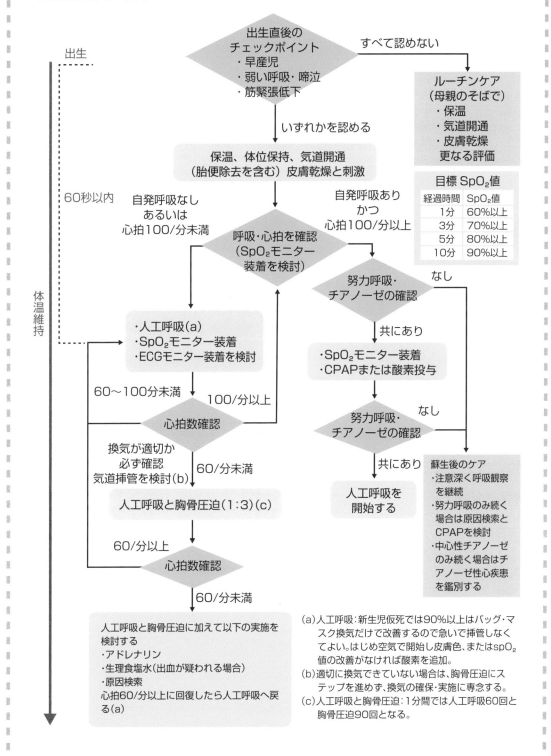

(a)人工呼吸:新生児仮死では90%以上はバッグ・マスク換気だけで改善するので急いで挿管しなくてよい。はじめ空気で開始し皮膚色、またはspO₂値の改善がなければ酸素を追加。
(b)適切に換気できていない場合は、胸骨圧迫にステップを進めず、換気の確保・実施に専念する。
(c)人工呼吸と胸骨圧迫:1分間では人工呼吸60回と胸骨圧迫90回となる。

出典:日本版救急蘇生ガイドライン2015に基づく新生児蘇生法テキスト、メジカルビュー社、2016年、p.44

初期処置

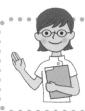

初期処置は、出生直後の3つのチェックポイント（早産児か？　弱い呼吸・啼泣か？　筋緊張が低下しているか？）において異常があった場合に行われる処置です。

初期処置の目的

初期処置の目的は3つあります。❶低体温を予防する、❷気道を確保する、❸有効な人工呼吸を開始する準備を行うことです。

●低体温を予防する

低体温は新生児の死亡率を上昇させる因子です。そのほかにも低血糖やアシドーシスを助長する因子でもあります。中等度の低体温は単純な介入で避けられることから、新生児蘇生法ガイドライン2015（日本蘇生協議会「JRC蘇生ガイドライン2015」に記載）でも、体温維持の重要性が強調されました。

●気道を確保する

新生児は後頭部が大きいため、仰臥位で寝かせると頭部が前屈してしまいます。また、首が座っていないため、左右に頭が動いてしまうこともあります。肩枕を入れ、気道を開通することが必要となります。

●有効な人工呼吸を開始する準備を行う

呼吸が弱い新生児は、時に人工呼吸が必要な場合もあります。初期処置では、人工呼吸を行ったほうがよいか、必要ないかを判定します。有効な人工呼吸を開始するための準備段階として初期処置を行う必要があります。

初期処置の実際

　初期処置では保温、体位保持、気道確保、皮膚乾燥と皮膚刺激を行います。

● 保温と皮膚乾燥

　出生直後の新生児の蘇生には、通常、ラジアントウォーマーを使用します。新生児の体温が36.5〜37.5℃を維持できるようにします。新生児を温めるためにヒーターを使用します。加えて、蘇生を行う場所の室温は約23〜25℃（28週未満の新生児では26℃以上）を考慮します。

　羊水で濡れている新生児は、蒸散により体温を奪われてしまいます。出生後すぐにタオルなどで羊水を拭き取ることが必要です。32週未満の早産児では、プラスチックラップを使用して全身を覆うことも有効です。

● 気道確保（体位保持と吸引）

　ハンドタオル等を肩枕にして、匂いを嗅ぐような姿勢（sniffing position）にします。気道に羊水が貯留しているときは吸引を口➡鼻の順で行います。鼻腔から実施すると啼泣を促し、口の中にある羊水を誤嚥してしまうことがあるためです。吸引圧は13kPa（100mmHg）を超えないように設定します。

● 皮膚刺激

　一次性無呼吸の状態であれば、皮膚刺激で自発呼吸を誘発することができます。タオルで羊水を拭き取る行為が皮膚刺激にもつながっています。それでも自発呼吸が確認できない場合は、足底を指先で優しくトントンとたたいたり、背部を優しく手でなでたりします。

▼肩枕を用いたsniffing position

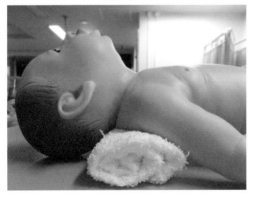

初期処置の評価

　初期処置が終了したら、呼吸と心拍を確認し評価を行います。

呼吸➡自発呼吸があるか、ないか
心拍➡100回/分以上か、100回/分未満か

評価の状態により次のステップへ進みます。

呼吸は視診で確認します。

自発呼吸あり：持続する啼泣
自発呼吸なし：あえぎ呼吸（口が開いたまま数
　　　　　　　秒ごとに行われるような呼吸）

人工呼吸

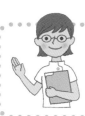

初期処置後の評価で「自発呼吸がない、あるいは心拍100回/分未満」の場合、人工呼吸を開始します。人工呼吸は、新生児蘇生の中で最も重要な救命処置です。遅くとも出生後60秒以内に開始しましょう。

人工呼吸の実際

● **人工呼吸開始までの時間**

出生してから60秒以内に開始します。

● **バッグの種類**

❶流量膨張式バッグ

空気と酸素の医療ガス源が必要です。5〜10L/分程度の流量を使用します。ブレンダーで設定した酸素濃度を投与することができます。バッグの膨らみで肺の柔らかさを感じることができます。

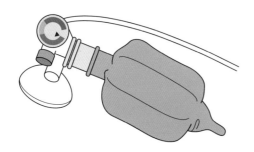

❷自己膨張式バッグ

医療ガス源は必要ありません。高濃度の酸素を投与したい場合は、酸素リザーバーが必要です。

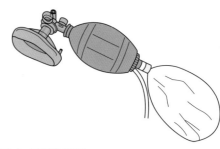

❸Tピース蘇生装置

空気と酸素の医療ガス源を必要とします。呼吸弁を親指で塞ぐと最大呼気圧（PIP）がかかり、離すと呼気終末陽性（PEEP）をかけることができます。呼気のタイミングや時間を操作で決めることができます。

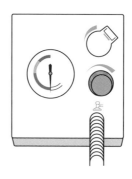

● マスクの大きさ

目にかからない、口と鼻を覆う大きさのマスクを選択します。マスクが目にかかると、目を損傷したり、迷走神経反射を誘発して徐脈になったりする可能性があります。

▼ICクランプ法でマスクを固定する方法

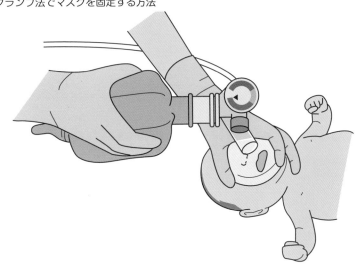

● マスクの当て方

ICクランプ法でマスクを固定します。Iは中指で下顎を、Cは親指と人差し指でマスクを押さえます。

● 人工呼吸の回数、圧、時間

1分間に40〜60回のリズムで行います。60回以上は過換気となる可能性があります。

はじめは肺を広げるために30〜40mmHgの高い圧が必要です。その後、胸郭が上がる程度の圧（20〜30mmHg）で行います。

人工呼吸は30秒間続けます。

● 酸素濃度

正期産や正期産に近い児は、空気（酸素濃度21%）で開始します。35週未満の蘇生では低濃度酸素（21〜30%）を使用することがあります。

● 適切な換気かどうか確認

新生児蘇生法ガイドライン2015では、人工呼吸が適切かどうか「必ず」確認することが追記されました。胸郭が上がっているか、心拍の回復があるかを確認することが大切です。

● 適切な換気が行われていない場合の対処方法
・マスクの密着を確認
・気道開通の体位が適切か確認
・気道内に分泌物がないか確認
・換気圧が適切か確認（20〜30mmHg程度）

 # 人工呼吸の評価

人工呼吸を30秒間行ったのち、心拍の評価を行います。

心拍➡60回/分以上か未満か、100回/分以上か未満か

100回/分以上であれば人工呼吸を中止します。60回/分以上、100回/分未満であれば人工呼吸を続けます。60回/分未満であれば胸骨圧迫に移行します。

胸骨圧迫

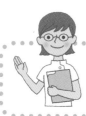

人工呼吸を実施しても心拍が60回／分未満の場合に行われる処置です。胸骨圧迫と人工呼吸を合わせて行います。

胸骨圧迫の目的

　全出生のうち約0.1％の児は、肺循環へ移行するために胸骨圧迫とアドレナリン投与の処置が必要といわれています。全身の循環を保持するために行います。

●圧迫の方法

　圧迫の種類には「胸郭包み込み両母指圧法（両母指法）」と「2本指圧迫法（2本指法）」があります。第一選択は両母指法です。臍静脈カテーテルを挿入した場合やひとりで蘇生を行わなければならないときに2本指法を選択します。

▼両母指法

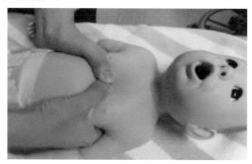

▼2本指法

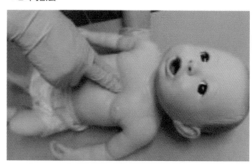

● 圧迫の位置と深さ

圧迫する位置は、胸骨の下1/3です。胸郭が1/3ほどへこむように圧迫します。適切な位置で行わないと肋骨骨折を起こす可能性があります。

▼胸骨の下1/3を圧迫

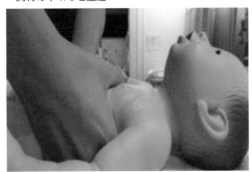

● 圧迫の回数と時間

1分間に胸骨圧迫90回、人工呼吸30回のペースで行います。これは2秒間に胸骨圧迫3回、人工呼吸1回のペースです。1人は胸骨圧迫、もう1人は人工呼吸、と役割を分担します。胸骨圧迫を担当する人が「1・2・3・バッグ」と声を出して行います。時間は30秒間行います。

● 酸素濃度

胸骨圧迫を必要とする場合は、酸素を使用します。濃度は具体的に何%と決まっていません。胸骨圧迫開始時には酸素濃度を上昇させます。児の状況に合わせて検討します。

✚ 胸骨圧迫の評価

胸骨圧迫を30秒間行ったのち、心拍を評価します。心拍の評価を行う際は、胸骨圧迫を一時中止します。このとき、人工呼吸は継続しながら胸に聴診器を当てて評価します。心拍が60回/分以上であれば胸骨圧迫を中止し、人工呼吸のみ継続します。心拍が60回/分未満であれば、胸骨圧迫を継続し、気管挿管や薬物投与を検討します。

胸骨圧迫を30秒間 継続するポイント

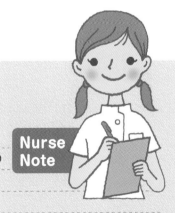

Nurse Note

胸骨圧迫を30秒間継続するポイントは次の3つです。
①1サイクルの「1・2・3・バッグ」＝2秒
②15サイクル×2秒＝30秒
③「1・2・3・バッグ、2・2・3・バッグ、3・2・3・バッグ…」とリズムをとる
　このように、時計やCPRタイマーを確認しなくても30秒間実施することができます。

挿管と薬剤投与

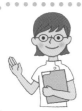

出生後蘇生を行う中で、気管挿管は適応と適切なタイミングがあります。薬物投与は、有効な胸骨圧迫と人工呼吸が行われても心拍が100回/分以上とならない新生児に対して行われる処置です。主に医師が行う処置ですが、緊急時の対応の中、看護師も適切な知識と技術が必要となります。

挿管のタイミングと適応

挿管を考えるタイミングは5つあります。

● **初期処置後**
　出生時のチェックポイントで蘇生が必要と判断された児の中で、羊水が胎便で混濁し、胎便の気管吸引が気道開通のひとつの手段として有効と考えられる場合。

● **人工呼吸開始30秒後**
　有効な人工呼吸開始後、概ね30秒後になっても心拍が100回/分に満たない場合。

● **胸骨圧迫中**
　人工呼吸だけでなく、胸骨圧迫も必要な状態が長時間続く場合。

● **アドレナリン投与時**
　挿管することで挿管チューブを介して気管内アドレナリン投与を行う場合。

● **CPAP後人工呼吸を開始するとき**
　先天性横隔膜ヘルニア、サーファクタント補充療法を要する呼吸窮迫症候群などの特殊な病態が考えられた場合。

出典：日本版救急蘇生ガイドライン2015に基づく新生児蘇生法テキスト、メジカルビュー社、2016年よりp.98
表1適応部分

薬物投与の目的

アドレナリンなどの薬剤を使用して自己心拍の改善を図るために投与します。

● **評価**
　投与により心拍が再開・改善したか、などを評価します。

挿管・薬物投与（アドレナリン）の実際

　看護師が挿管と薬物投与を行う際は適切な知識と技術が必要です。

● 挿管の方法

　挿管の際は医師（最低1名）を含め3名の人員を確保することが望ましいです。挿管は医師が行います。介助者1は新生児の体を押さえます。医師は喉頭鏡を左手で持ち口腔内に挿入し、声帯を確認して右手で挿管チューブを挿入します。介助者2は、医師に挿管チューブや呼気CO_2検出器を渡します。挿管チューブを挿入する際に医師は、声帯から目を離すことができません。挿管チューブのブルーラインが背中側になるように右手に確実に渡すことが重要です。渡す際は、医師が挿管チューブのコネクターに近い部分を持てるように配慮します。挿管チューブの先端が不潔にならないよう、介助者2はコネクターを持って渡します。

▼挿管時の体の押さえ方

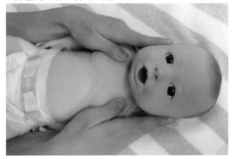

▼挿管チューブの渡し方

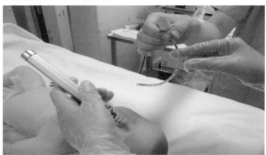

▼挿管チューブのサイズと挿入の長さ

体重（kg）	在胎週数	チューブサイズ（mm）	口角までの挿入の長さ 6＋体重（kg）cm
＜1.0	＜28	2.0・2.5	6.5〜7.0
1.0〜2.0	28〜34	2.5・3.0	7.0〜8.0
2.0〜3.0	34〜38	3.0・3.5	8.0〜9.0
3.0＜	38＜	3.5	9.0＜

出典：日本版救急蘇生ガイドライン2015に基づく新生児蘇生法テキスト、メジカルビュー社、2016年 p.101 表3

● 挿管後の確認項目

　挿管チューブが適切に挿入されたかを確認します。呼気CO_2検出器を挿管チューブに接続して、変色（黄色）を確認します。聴診器でも5点聴診（左右上葉・左右腋窩の肺野・胃の上）を行います。そのほかにも、左右の胸部が同時に上下するか、挿管チューブが呼気時にくもる（水蒸気）か、レントゲン所見はどうか、などを確認します。

● アドレナリンの投与方法

　投与ルートは、主に臍帯静脈と気管内の2つです。臍帯静脈に投与する場合は、臍カテーテルと静脈留置針を挿入します。気管内では挿管チューブから投与します。

● 評価

　挿管により心拍とSpO_2が改善されたかを評価します。

CPAPと酸素投与

初期処置が行われたのち、呼吸と心拍の評価を行います。その結果、自発呼吸あり、心拍が100回/分以上の児で、努力呼吸と（中心性）チアノーゼを認めるときにCPAPが必要となります。

努力呼吸とチアノーゼの種類・発生機序

努力呼吸とチアノーゼについて説明します。

● **多呼吸**

60回/分以上の呼吸

出生時に肺水をうまく排除・吸収できない場合があります。このとき、肺での換気面積が減少し、1回換気量は減り、呼吸数は増加します。

● **陥没呼吸**

心窩部・肋間部・季肋部などが凹む呼吸

新生児は胸郭が柔らかいです。吸気のときに肺が膨らむと胸腔内は陰圧となります。この陰圧により胸郭の柔らかい部分が内側に引き込まれる現象が起こり、**陥没呼吸**となります。

● **呻吟** しんぎん

呼気時に「うー、うー」とうなっている呼吸

肺サーファクタントが欠乏して起こる呼吸窮迫症候群でよくみられる呼吸です。呼気時に肺が虚脱する（しぼむ）ため、新生児が自ら声門を閉じかけ「うー、うー」とうなることで肺胞に呼気終末陽圧（息を吐いたときに一番小さい状態で肺が膨らんでいるときの圧）をかけ、虚脱を予防している呼吸です。

● **鼻翼呼吸**

鼻翼がピクピクと動いている呼吸

新生児の主な呼吸は鼻呼吸です。鼻翼呼吸は比較的よく認める呼吸です。単独の場合、呼吸障害は軽症であることが多いのですが、慎重に経過観察を行います。

● **チアノーゼ**

皮膚の色が赤紫色や暗紫色になる状態

チアノーゼには、末梢性チアノーゼと中心性チアノーゼがあります。酸素飽和度が低い場合に出現します。末梢性チアノーゼは四肢末端に出現し、介入の必要がなくいずれ消失します。これに対し中心性チアノーゼは体幹・口唇等に認め、酸素投与や人工呼吸の介入が必要となります。

CPAPと酸素投与の実際

　自発呼吸があるときに、呼吸を補助するために行います。

●必要な圧

　マノメーターを使用して、5〜6cmH$_2$Oの圧をかけます。このとき、気胸のリスクを回避するために8cmH$_2$Oを超えないようにします。

●酸素濃度

　CPAPを開始するときは、空気で行います。過剰な酸素投与を避けることが重要です。早産児の場合、開始時は21〜30%の酸素濃度で対応することが推奨されています。

●CPAPが実施できない場合

　空気を用いたCPAPが実施できない状況であるときに、フリーフローの酸素投与を考慮します。手をカップ状にして酸素チューブを指の間に挟んで持ち、新生児の口元に近づけます。このとき、過剰な酸素投与量にならないようにSpO$_2$を必ず測定するようにします。過剰な酸素投与は、新生児死亡率を上昇させる要因であったり、のちの呼吸障害の要因になったりします。

▼フリーフローの酸素投与

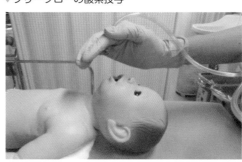

●酸素増減の方法

　エビデンスに基づいた方法がないのが現状です。SpO$_2$値を参考に10〜20%の範囲で増減します。アルゴリズムの中の「目標SpO$_2$値」と「SpO$_2$ 95%以上は減量する」「SpO$_2$値が上昇傾向であれば経過観察」を指標にして酸素を増減できるとよいでしょう。

▼目標SpO$_2$値

経過時間	SpO$_2$値
1分	60%以上
3分	70%以上
5分	80%以上
10分	90%以上

出典：日本版救急蘇生ガイドライン2015に基づく新生児蘇生法テキスト、メジカルビュー社、2016年、p.44

CPAPと酸素投与の評価

　努力呼吸とチアノーゼを観察します。努力呼吸が悪化しチアノーゼが消失しない場合は、人工呼吸を開始し原因検索をします。状況が変化しない場合は、そのままCPAPを継続してNICUへ搬送することを考慮します。

蘇生チーム

新生児蘇生は、医療者ひとりで蘇生を行うよりも、チームで行動するほうがよりよい効果を発揮することができます。ここでは、蘇生チームで行動するにはどうしたらよいか説明します。

蘇生チームとは

新生児蘇生を行うためのチームです。構成メンバーは、「医師・看護師」、「医師・助産師」、「看護師・助産師のみ」であることが多いです。蘇生チームの大きな目標は「新生児の救命」です。出生後の全身状態をよりよく改善するためにチームで行動することが重要です。

蘇生チームの実際

●役割分担

蘇生チームでは役割分担を行うことが必要です。チームリーダー、チームメンバーを決めて個々の役割を明確にします。

●チームリーダー

チームのメンバーに指示を出す役割を担います。臨床現場では、「チームの中心となって蘇生する人」となることが多いです。新生児の状況に応じた判断能力が必要となります。自身が「何をするのか」をメンバーに伝え、指示を出すことが重要です。リーダーの指示により、チームは蘇生のステップを踏むことができます。チームは指示命令系統が確立していないと、動けない場合があります。リーダーの指示は、チームを動かす原動力となり、次に何をするのかガイドする役割も担っています。

●チームメンバー

チームリーダーから出された指示に従い、行動する役割を担います。蘇生する人をサポートする知識・技術が必要です。チームの能力をより効果的に発揮するためには、メンバーの行動がとても重要です。「チームリーダーは何がしたいのか」「次に何をするべきなのか」を考える能力がチームメンバーに備わっているかどうかで、チームの成果が大きく左右されます。

●チームの能力を発揮するポイント

チーム内での人間関係が重要なポイントです。日頃からチームメンバー間でコミュニケーションを図る環境づくりが大切です。日頃から人間関係が確立できていると、蘇生の現場でもスムーズなコミュニケーションがとれ、効果的にチームの能力が発揮できます。

蘇生チームの振り返り

　臨床現場では、日常の業務に追われて「振り返る」ことを忘れがちです。1つの現場は、私たち医療者にとって貴重な財産となります。チームで蘇生を振り返ることで、評価を行い、次回に活かすことも重要です。

赤ちゃんを「助ける」

　私たちは、NICUで赤ちゃんに癒やされながら働いています。面会に来たご両親がカンガルーケアをしている場面を見て一緒に「かわいいね」と言ってみたり、抱っこされて安心している場面を見て「よかったね」と言ってみたり、ほほえましい場面をたくさん経験します。その現場で「赤ちゃんが急変した！」となったとき、医師・看護師のチーム力は通常と比較しても格段に上がります。その瞬間、医師がチームリーダーとなり、その赤ちゃんを「助ける」という大きな目標がチームにできるからだと思っています。医師・看護師の役割が明確となり、医師の指示に従い蘇生が進みます。蘇生をひとりで対応することは難しいです。多くの医療者で協力して対応することが重要だと考えています。

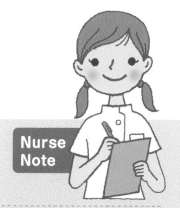

現場を体験しよう

Nurse Note

　「知らない現場」は私たちにとって「恐怖」でしかありません。一度、蘇生の現場を見学することをお勧めします。説明されても、想像できなければ理解することは難しいですよね。蘇生の現場は、緊迫しています。緊迫した場面では、その場で解説をすることが難しいときもあります。
　「百聞は一見に如かず」―― ぜひ、足を運んでみてください。

MEMO

chapter 6

家族看護

新生児看護において家族看護は必須です。
新生児が愛され、家族も擁護され、
それぞれの人生を健やかに生きられるように支援します。

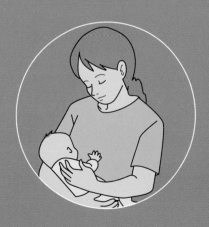

家族看護の意義

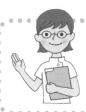

新生児看護において家族看護を切り離すことはできません。新生児が愛され、新生児を含めた家族が健やかにそれぞれの歴史を築いていけるように、家族を結び付けて支えていくことが私たちの大切な役割です。

✚ 新生児看護における家族

出産は家族の構造が変化し、新たな役割や相互関係が生まれる、変化をもたらす出来事です。親は育てられる側から育てる側へ、180度立場が変わります。生物学的・社会学的には出産と同時に親になりますが、心理学的にはその後の新生児との相互作用によって親になっていくという家族形成期が始まります。この時期をどのように過ごすことができたかは、その後の家族のメンタルヘルス、子どもの適応と発達、そして親子関係に影響を与えていく[1]といわれています。よってこの大きな変わり目の時期を支える私たち看護師の役割はとても重要です。

✚ 愛着形成

● 妊娠期から始まる愛着形成

親と子の愛着形成は、妊娠がわかったときから始まります。胎動を感じたり、名前を考えたり、洋服やオムツを準備したりすることなどから、まだ見ぬわが子を想像して愛情を募らせていきます。

● 出会いを支える

母と子が初めて対面する場において、「ああ！この子がかわいいわが子！」という出会いの場面を支えることが大切です。この出会いの場での愛着形成は、その後の母子関係における絶対的な基盤ともいえるものです。出産によりわが子と対面することで、想像していたわが子が現実のわが子に変わります。自分の子をよく見て、触れて、感じる時間と空間を保証することが大切です。まず

は母にとって、出産直後の出会いが祝福されたものとなるように場をつくりましょう。「かわいい赤ちゃんですね！」「元気に泣いてますね！」「ママに会えてよかったね！」「ママに抱っこしてもらおうね！」など、生命の誕生の祝福と、同時に母が母になったことへの祝福を感じられるように声をかけることが大切です。これが、「私は母になったんだ！」「母でいいんだ！」「認められている！」「祝福されている！」と母が自己肯定感を得ることにつながります。この自己肯定感こそが、子どもとの愛着形成をしていくために根本的に必要なものなのです。

● 愛着をはぐくむ

出産後は、子どもとのやりとりを重ねながら愛着をはぐくんでいきます。親になったことに対す

出典：1) 永田雅子、家族支援、改定2版 標準ディベロップメンタルケア、日本ディベロップメンタルケア（DC）研究会編、
　　メディカ出版、2018年、p.200

る自己肯定感は、すぐにできるものではありません。泣いているわが子をあやせないなどのエピソードがあると、「こんな私が親でいいのだろうか」「親としてふさわしくない」など、自分を責める感情や疲労感も生まれます。そんな中で、周囲が親の行動を肯定し、支えていくことが大切です。抱っこしてみる、オムツを替えてみるなど、対応を試行錯誤しながら、親子で相互作用をしあいながら愛着がはぐくまれていきます。私たち看護師はそのやりとりを支える器として作用したいものです。この愛着がその後の子どもや家族の発達において、非常に重要な基盤となります。

児の状況についての親の理解を促進する

児の状況を親が理解しているというのは非常に大切なことです。急性期は、児の状態が不安定なことで、親の心も揺れ動いているときではありますが、児の状況が刻一刻と変わる場合がありますので、親が理解できるように随時説明していくことが大切です。また、そのような危機的状態のときには、伝えたはずのことを覚えていないということも往々にしてあります。質問があれば、その都度わかるように伝えましょう。伝えたはずなのに、とは思わないことです。

family-centered care

よくfamily-centered care (FCC) という言葉を聞かれると思います。文字どおり、家族を中心としたケアですが、家族と医療者との協働、パートナーシップを理念としています。大切なことは、家族が、医療者とまったく対等というのは難しいとしても、できる限り対等に、協働して意思決定をしていくことです。NICUでは患者さんが新生児になりますので、本人は意思を伝えることができません。家族が代理で意思決定をしていきます。それでも、新生児をひとりの人として尊重し、患者と家族を中心に置いて共にケアしていきたいものです。

▼Patient- and family-centered careの中心概念 (IPFCCウェブサイト)

尊厳と尊重 Dignity and Respect	・ヘルスケアの専門家は、患者や家族の考え方や選択についてよく聴き尊重する。 ・患者や家族がもつ知識、価値、信念、文化的背景をケア計画の立案や実行に具体的に反映させる。
情報の共有 Information Sharing	・ヘルスケアの専門家は、偏りなくすべての情報を支持的で効果的な方法で患者と家族に伝え、共有する。 ・患者や家族は、ケアや意思決定に効果的に参加するために、タイムリーにすべての情報を正しく得る。
参加 Participation	・患者や家族が選択できる範囲であれば、ケアの実施や意思決定に参加するよう勧め支える。
協働 Collaboration	・患者、家族、実践者、ヘルスケアの専門家、リーダーは、ケア提供と同様に、方針やプログラムの開発・実行・評価、施設のデザイン、専門家の教育を協働して行う。

出典：横尾京子、周産期におけるファミリーセンタードケアとは、周産期医学、Vol47 No.1、2017-1、p.13より引用

子どもがNICUに
入院するということ

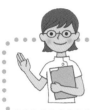

子どもがNICUに入院するということは、親にとって、思い描いていたわが子・家族像・自分の未来がゆらぐ危機的状態となります。

子どもがNICUに入院する

みなさんは自分に子どもが宿ったとわかったら、どんなわが子を想像して妊娠期を過ごしますか？　元気に泣いている、ミルクをよく飲む、抱っこすると泣きやむ、など、健康で元気なわが子との対面やその後の幸せな生活をイメージするのではないでしょうか。どの親も、健康で元気なわが子との対面を何の疑いもなく想像します。まさか自分の子どもがNICUに入院するということが自分の人生に起こるとは、みじんも考えていま

せん。NICUに入る子どもは、早産であったり何らかの疾患を抱えています。思い描いていたわが子とは違って、小さく弱々しかったり、治療のために体にたくさんの点滴やモニターがついていたりします。その姿は生命の危機を予感させたり、この先の生活への不安を感じさせたりします。思い描いていたわが子や家族像、自分の未来像の喪失体験といえます。

現実を受け止めていくプロセス

人は誰でも思いがけない事態に遭遇したときに「否認」「取引」「怒り」「抑うつ」「適応」というプロセス[1]を経て現実を受け止めていきます。NICUに子どもが入院した親も同様です。「なぜこんなことが起きるのか」「私があのとき○○をしたか

らではないか」など、怒りの感情を呼び起こすことにもつながります。否定したり、現実を受け止めると苦しいためにわざと現実を見ないようにしたりすることもあります。「適応」には、それまでの過程を経なければ行きつくことはできません。

出典：1) Kübler-Ross,E、死ぬ瞬間－死とその過程について、鈴木晶訳、読売新聞社、原著1969年

親を支える

子どもがNICUに入院した親と子の間は、物理的距離がどうしても生まれてしまいます。よって、子どもをすぐに抱くなどの通常の親としての行動をとることができません。そのため、「親として何もしてあげられない」「できることがない」などの想いを抱きます。また、本当はわが子の状況や自分の境遇を嘆きたいのに、「親なのだからしっかりしなきゃ」と自分の気持ちを抑えていることもあります。わが子はまだ通常の新生児と同じ反応をするには至っていませんから、どのように関係性をはぐくんでいったらよいのか戸惑っている場合もあります。

私たちにはそういった状況の親を支える役割があります。まずは親が今の状況を嘆き切ることへの支援です。「なぜ私がこんな目にあわなければいけないの?」「元気な子を産んであげられなかった」などの気持ちをしっかりと受け止めることが大切です。こういった怒りや嘆き、悲しみ等の感情は、それを受け止める側に「どのように声をかけてあげたらよいかわからない」「聞いているのもつらい」などの感情を抱かせると思います。何もアドバイスなどしようと思わないことです。「そういう悲しさを感じていたのですね」「そうですね、こんなことになるとは思いませんものね」「自分を責めてしまうのですね」など、親の言葉を繰り返して発言し、感情をそのまま受け止めて共にいてあげてください。嘆き切ることが、「適応」へ向かうために必須のプロセスです。否定的な感情を表現してもよいことを親に伝え、それを受け止める準備があることを伝えておきましょう。ただ、嘆き切ったからといって、そのあとのプロセスがすぐに適応になるわけではありません。何かあると感情はまた揺さぶられ、元の想いに戻るのが人間です。揺れ動くことも承認し、心理的に安全な場所を提供し、親が「適応」に進んでいくプロセスを支援していきましょう。

親と子どもの関係性を支える

前述したように、親はこれからわが子との関係性をはぐくんでいくときです。何よりも、わが子の状態が回復に向かうということが、親の気持ちを安定させるのに必要です。まずは丁寧に子どものケアを行い、回復へ向かうようにします。また、「お母さんがホールディングしたら安心したのか眠り始めましたね」「お母さんの声がわかってるんですね」など、子の反応に意味付けをして伝えましょう。親が、自分が親であることを肯定できるような声かけを行います。そのことが親子の相互作用、愛着形成へつながっていきます。

出産を振り返ってみよう

児の状態と母の心身の状態を見計らって、出産の振り返りをしてみるとよいと思います。妊娠期の想い、出産の想い(描いていたこととどう違ったか、その中でどんな想いが生まれたかなど)、わが子と出会ってからの想い、これからへの想い、などを聞いてみてください。親自身が自分の体験を振り返って想いを語る、ということにとても大きな意味があります。語る(ナラティブ)ということには、心情の表出、自分自身の想いに気づく、整理する、という作用があります。語ることで自らを癒やし、次の行動へ向かうための決心につながります。語るには聞き手が必要です。ぜひ、聞き手になって親の語りを聞いていただきたいと思います。

家族がケアに参加すること

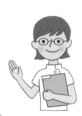

家族が子どものケアに参加することは、親子の愛着形成の促進、わが子の状態の理解、親役割の実感と発揮、のために欠かせません。いずれ家庭内養育へ移行することも考えると、親がわが子の状態を知っていることは何より大切になります。子どもの状態が許す限り、親の気持ちが許す限り、接触やケア参加は積極的に行いましょう。ディベロップメンタルケアの促進にもつながりますよ。わが子のケアを協働して行えるということに意義があります。

急性期にできること

子どもの側に集中治療の要素が非常に強く、呼吸循環動態が不安定な急性期は、無理に接触やケア参加を行う必要はありませんが、以下のことであればチャレンジできると思います。親と相談をしてできそうなものから進めてみてください。いきなりたくさんのことではなく、単純なもの1つから始めてみましょう。親が慣れてきたら徐々に拡大していくとよいでしょう。

● タッチング

新生児に触れることです。手のひらの面全体を使って、新生児に触れます。頭をそっと包んであげるのもよいでしょう。

● ホールディング

両手のひらを使って、新生児を包み込みます（ホールディングの節を参照）。

● 母乳の口内塗布

医師と相談してから行います。感染予防のケアの1つですが、親に実施してもらうことが可能です。母乳に浸した綿棒で、頬の内側を拭います。

● 顔の清拭

眼や口の周囲はわりと汚れがつくところです。常に清潔にしておくために、親に提案してみましょう。

● オムツ交換

急性期のうちは、看護師がサポートしながら行います。親の手技獲得がゴールではなく、あくまで接触の機会、親役割の実感のために行います。「自分がオムツ交換をしたから子どもが低酸素になった」などの想いを抱かせないように、新生児の状態をよく見て、オムツ交換の手順のどの部分を行ってもらうか検討してから親に提案しましょう。オムツ交換で低酸素になるような児の場合は、避けたほうがよいでしょう。

急性期を脱したら…

急性期を脱して呼吸循環動態が落ち着いていれば、積極的にケア参加を促していきましょう。親がわが子に何をしてあげたいか、よく話を聞いて無理のないように行います。ケア参加を通して、愛着形成や親役割の実感ができるような時間とするため、親の気持ちをよく確認しながら進めましょう。

●オムツ交換

日々行えるケアです。排泄物の観察にもなり、腹部状態を把握することができます。自信をもって行えるようになるまではサポートが必要です。

●全身清拭

全身清拭も、児の全身を観察するのによい機会となります。親がわが子の状態を知っておくのは、とてもよいことです。全身を清拭すると児の疲労や呼吸負荷につながる場合は、数日に分けて清拭できるよう、親と共にスケジュールを組んでみてください。

●カンガルーケア

このケアが可能な時期が来たら積極的に行えるといいですね。最大限のスキンシップであり、わが子のぬくもりや重さを感じることで愛着形成の促進にもなります。親子の相互作用が進むとてもよい時間です。

●保育器内での抱っこ

まだカンガルーケアに至れない場合は、保育器の中で手のひらで抱っこしてもらうこともできます（図）。前述したホールディングも含め、啼泣の激しい場合などは、積極的に親に行ってもらうとよいですね。

▼保育器内での手のひらでの抱っこ

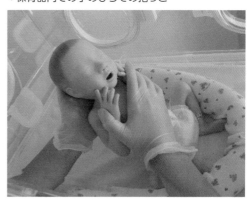

●洗髪、その他

全身清拭が難しい場合は、洗髪や、手浴・足浴といったことも可能です。状況に合わせて相談し、よい方法を検討してみてください。

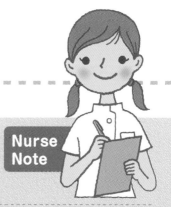

Nurse Note

親がケアに参加する

親がケアに参加する際の大前提として、児の状態が安定していること、ケアしたために子どもの状態が後退したという想いを抱かせないこと、は必須です。児の状態をよくアセスメントし、どの程度であれば親にケア参加してもらえるか、チームで話し合ってみてください。ただし、親と子の間を隔てる権利は私たちにはありません。どんな状況であっても、触れ合える機会だけは工夫して保証していただきたいと思います。親子をつなぐ存在であり続けましょうね。

母乳育児支援

母乳の効果については、chapter 2で述べました。ここではNICUでできる母乳育児支援についてお伝えします。

母乳支援

● 母乳分泌促進のために

　母乳を与えることは母親にとってとても大きな親役割の発揮につながります。かつ、児にとってメリットが多いため、母乳育児が推奨されています。ですが、NICUに入院する児の母親は、体の準備ができないうちに出産になってしまう状況にあり、乳房ケアが追い付いていない場合があります。産科病棟でも搾乳支援をしてくれますが、NICUでも母の体調や搾乳の状況を見ながら、母乳分泌のための支援をしていきましょう。特に早産児の場合は、早産児に合わせた成分の母乳が分泌されますので、児のためにもとても有効です。そのため、出産前から母親への動機付けを行い、出産後すぐに母乳分泌促進のための行動をとれるように準備できるとよいでしょう。

● 身体的な支援

　出産後できるだけ早期（6時間以内）から搾乳を始めることが、母乳分泌の確立・維持には効果的です。24時間後くらいには、母乳がにじみ始めます。3～4時間おきには搾乳するように伝えます。母乳は血液からつくられますので、体を冷やさないこと、水分をきちんととること、栄養バランスのよい食事をするように伝えましょう。定期的に乳房の状態を母親と一緒に確認できるとよいですね。

● 精神的な支援

　搾乳量を気にしたり、ストレスがあると分泌量に影響します。母親がリラックスして過ごせることが大切です。私たちもプレッシャーを与えないように関わることも大切です。また、プライバシーに配慮しながら、わが子のそばで搾乳をしてもらうことも有効です。

冷凍母乳

　急性期など、児に直接授乳できない場合は、母乳を搾乳して冷凍保存しておき、必要なときに解凍して児に与えることができます。搾乳したらすぐに冷凍母乳専用のパックに入れて冷凍保存してもらいます。運搬している間に溶けないように保冷バッグなどに入れて、NICUへ持参してもらいましょう。解凍した母乳は冷蔵保存し、24時間以内に使い切るようにします。

直接授乳

児の状態が回復し、呼吸状態が安定していれば直接授乳にトライしましょう。早産児の場合は、34週を越えていて酸素を使っておらず、無呼吸発作や低酸素がないことを確認しましょう。医師にも確認します。また、母親にも直接授乳の希望を確認します。最初からすぐには飲めませんので、児の状態に合わせて練習をしていきましょう。

母親は児がうまく飲んでくれるか心配しています。できるだけリラックスできる、プライバシーが保護された場所を提供し、最初からうまくいかなくても問題ないことを伝えましょう。いろいろな抱き方（図）がありますので、母親が快適であり、児が飲みやすい抱き方を探しましょう。児が飲みやすいように乳房を含ませ（吸着、ラッチオン）、不適切な吸着のサインがみられた場合（表）は修正していきます。面会の際は、できるだけ直接授乳の機会を増やせるように支援します。母親と一緒に計画を立てるのもよいですね。

▼授乳の際の赤ちゃんの抱き方

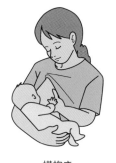

横抱き

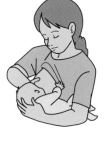

交差抱き

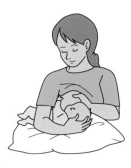

フットボール抱き

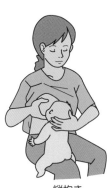

縦抱き

▼吸着のサイン

効果的な吸着のサイン	不適切な吸着のサイン
・児の口が大きく開いている ・児の顎が乳房に触れている ・児の下唇が外向きに開いている ・児が「吸って少し休憩、そしてまた吸う」というゆっくりとしたリズムで母乳を飲んでいる ・児が母乳を飲んでいる音が母親に聞こえる ・授乳中、母親の乳房や乳頭に痛みがない	・口が大きく開いていない ・口唇が巻き込まれている ・舌打ちをするような音が聞かれる ・頬がくぼんでいる（えくぼができる） ・飲み込む音が聞こえない ・速いリズムの吸啜のみである ・児の舌が見えない

出典：水野克己・水野紀子、母乳育児支援講座 第2版、南山堂、2017年、p.192

授乳と薬

授乳中の母親の内服薬によっては、児に母乳をあげてよいか、立ち止まらねばならないことがあると思います。授乳を控えなければならないのは、抗がん剤使用中、または放射線治療中の場合です。市販薬を含め、だいたいの薬は授乳中であっても服薬が可能です。治療中の疾患や服役中の薬があるかなど母の状態を把握し、医師と共に確認しながら授乳を進めていけるとよいでしょう。

退院に向けて

児の状態が落ち着いてきたら、家庭内養育に向けて、親が育児できるように関わっていきます。

家庭内養育に向けての情報収集

家庭内養育に向けての情報収集は、入院したときから始まっています。下表の情報があるとよいでしょう。

▼家庭内養育に向けて必要な情報

親の社会的な情報	親の価値観や育児イメージ	拡大家族の情報
・親の年齢、婚姻年齢 ・職業、年収 ・きょうだいの有無（保育園等預け先があるか） ・育児協力者	・どんな育児をしたいか 　例：絶対に完全母乳で育てたい！ ・衣類やオムツ等の準備はできているか ・家事と育児、自分の休息のバランスをどのように思い描いているか	・祖父母の協力の有無 ・祖父母の居住場所 ・祖父母が親や子(自分たちの孫)をどう思っているか ・親にとって祖父母がどのような存在か

拡大家族を含む社会的な情報に関しては、入院時のアナムネーゼ聴取の際にだいたい確認できると思います。急性期のときには、生命危機のリスクにさらされていることがあり、まだわが子と共に過ごすイメージをもちにくい場合があります。

状態が落ち着き、呼吸器や点滴もとれ、保育器からコットへ移床し、経口哺乳が始まると、少しずつ家庭内養育をイメージできるようになってきます。その過程で、親の価値観や、育児方針などの意向を確認していきましょう。

家庭内養育までのスケジュールを共有する

施設によっては、入院当初から家庭内養育へ向けたスケジュール表を家族と共有しているところもあると思います。あらかじめ目安を伝えておくことは、親が心づもりをし、準備をするためにとても有効です。子どもが退院できる状況になって

も、家庭の準備ができていなければ、親子の分離状態を意味もなく長引かせることにつながります。分離期間を最低限に抑えるためにも、今どのステップにいるか、などを親と共有し、次の目標を確認し合えるとよいでしょう。

退院指導

退院指導は、それまでにあらかた育児イメージがつかめており、最終確認の意味で臨めるとよいでしょう。親の価値観などを確認しながら、育児の具体的な方策を一緒に考えることです。例えば、お風呂をどのようにするかについて、親に聞いてみます。お風呂場にベビーバスを置くつもり、シンクで入れられるようにするつもり、ベビーバスを買わないといけないの？　など、実は細かい疑問が出てきます。ほかにも、授乳スタイルをどうするのか聞いてみると、真面目な母親ほど授乳に時間がかかり、児にも母親にも負担になったりすることがあります。いかに楽に授乳ができるような計画を立てるか、一緒に考えてみてください。子どもの反応は様々ですから、決まったとおりにはできません。育児の大変さの中にも、親がわが子との相互作用を楽しめるような動機付けが大切です。普段の面会のときからそういったことを話して疑問を解決し、親が自分に合った方法を選択できるように支援していきましょう。退院指導が最終確認であれば、親の不安も軽減されると思います。

地域へつなぐ

退院後は、親子のフォローは地域へ引き継ぐことになります。病院にも外来フォローがありますが、そこでは医学的なフォローが主です。地域では、母子保健事業として、**こんにちは赤ちゃん訪問事業**というものがあります。すべての赤ちゃんが訪問を受けられるサービスです。加えて、医療機関からの継続看護依頼や養育医療の申請があれば、保健師がより丁寧に継続支援をしてくれます。私たちは院内の退院調整部門と連携し、地域にどのような継続看護依頼が必要か、児や家族の状況を丁寧に伝えていくことが大切です。

入院当初から、家庭内養育へ向けたスケジュールについて、目安をあらかじめ伝えておくことは、親が心づもりをし、準備をするためにとても有効です。

先輩ナース

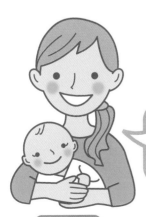

赤ちゃんのお世話をできるか不安も多いので、サポートがあると心強いです。

患者さん

143

参考文献

●仁志田博司、新生児学入門 第5版、医学書院、2018年

●橋本洋子、NICUとこころのケア 第2版、メディカ出版、2011年

●船戸正久・鍋谷まこと、新生児・小児医療にかかわる人のための看取りの医療 改訂第2版、診断と治療社、2016年

●有光威志、NICUの設計デザイン、標準ディベロップメンタルケア 改訂2版、日本ディベロップメンタルケア(DC)研究会編、メディカ出版、2018年

●有光威志、NICUの光環境デザイン、標準ディベロップメンタルケア 改訂2版、日本ディベロップメンタルケア(DC)研究会編、メディカ出版、2018年

●後藤盾信、早産児に対する音・光環境刺激の緩和、Neonatal Care、26(2)、2013年

●太田英伸、光環境の調整の実際と「なぜ?」、Neonatal Care、29(11)、2016年

●有光威志、NICUの音環境デザイン、標準ディベロップメンタルケア 改訂2版、日本ディベロップメンタルケア(DC)研究会編、メディカ出版、2018年

●藤本智久、ホールディング・体位変換の実際、標準ディベロップメンタルケア 改訂2版、日本ディベロップメンタルケア(DC)研究会編、メディカ出版、2018年

●木原秀樹、安静時期のホールディング、新生児のポジショニングノート、メディカ出版、2013年

●藤本智久、早産児の運動発達とポジショニング・ハンドリング、標準ディベロップメンタルケア 改訂2版、日本ディベロップメンタルケア(DC)研究会編、メディカ出版、2018年

●木原秀樹、早産児の発達とポジショニング(総論)、新生児のポジショニングノート、メディカ出版、2013年

●木原秀樹、早産児の理想的な姿勢、新生児のポジショニングノート、メディカ出版、2013年

●大木茂、カンガルーケア、標準ディベロップメンタルケア 改訂2版、日本ディベロップメンタルケア(DC)研究会編、メディカ出版、2018年

●小谷志穂、カンガルーケア、Neonatal Care 2017年秋季増刊 新生児ケアまるわかりBOOK、メディカ出版、2017年

●佐藤裕美、挿管中にカンガルーケアを行う際,赤ちゃんをお母さんの胸に運ぶときや,ケア中に急変など起こらないか,いつも心配になっています.挿管児のカンガルーケアの前後での注意点やコツを教えてください、Neonatal Care、24(10)、メディカ出版、2011年

●井村真澄、親子の触れ合い:早期からのタッチング,カンガルーケア,タッチケア、Neonatal Care、21(10)、メディカ出版、2008年

●「NICUに入院している新生児の痛みのケアガイドライン」委員会監修、横尾京子・田村正徳編集、NICUに入院している新生児の痛みのケア実践テキスト、メディカ出版、2016年

●本田憲胤、痛みの緩和ケア、標準ディベロップメンタルケア 改訂2版、日本ディベロップメンタルケア(DC)研究会編、メディカ出版、2018年

●本田憲胤、疼痛緩和ケア、標準ディベロップメンタルケア 改訂2版、日本ディベロップメンタルケア(DC)研究会編、メディカ出版、2018年

●岡田絵里子、認定看護師NICU実践活動リアル・レポート 新生児のスキンケア:皮膚トラブル根絶を目指して、Neonatal Care、28(9)、メディカ出版、2015年

●岡田絵里子、スタンダードプリコーション、Neonatal Care 2017年秋季増刊 新生児ケアまるわかりBOOK、メディカ出版、2017年

●細野茂春監修、日本版救急蘇生ガイドライン2015に基づく新生児蘇生法テキスト 第3版、メジカルビュー社、2016年

●細野茂春監修、日本版救急蘇生ガイドライン2015に基づく新生児蘇生法インストラクターマニュアル 第4版、メジカルビュー社、2016年

●仁志田博司、新生児学入門 第4版、医学書院、2012年

●横尾京子、新生児ベーシックケア、医学書院、2011年

●一般社団法人日本耳鼻咽喉科学会、新生児聴覚スクリーニングマニュアル、松香堂書店、2016年

●宇藤裕子、はじめてのNICU看護、メディカ出版、2013年

●楠田聡監修、新生児集中治療クリニカルプラクティス、メディカ出版、2014年

●松波智郁、ポジショニング、with NEO別冊るるNEO 先輩ナースの視点がわかる新生児ケアのきほん、メディカ出版、2019年

●楠田聡監修、最新2版 新生児の疾患・治療・ケア、メディカ出版、2016年

●内山温編、NICUグリーンノート、中外医学社、2017年

●楠田聡編、NICU看護の知識と実際、メディカ出版、2010年

索引

【著者紹介】

飯髙絵里子（いいだか　えりこ）
　　　　　　地方独立行政法人 総合病院 国保旭中央病院
　　　　　　新生児集中ケア認定看護師

菅野さやか（かんの　さやか）
　　　　　　北里大学病院
　　　　　　新生児集中ケア認定看護師

菅本　章子（すがもと　あきこ）
　　　　　　昭和大学 横浜市北部病院
　　　　　　新生児集中ケア認定看護師

齋藤　香織（さいとう　かおり）
　　　　　　地方独立行政法人 神奈川県立病院機構
　　　　　　神奈川県立こども医療センター
　　　　　　新生児集中ケア認定看護師

中野　恵美（なかの　めぐみ）
　　　　　　東京女子医科大学病院
　　　　　　新生児集中ケア認定看護師

中山真紀子（なかやま　まきこ）
　　　　　　地方独立行政法人 静岡県立病院機構
　　　　　　静岡県立こども病院
　　　　　　新生児集中ケア認定看護師

細井　広江（ほそい　ひろえ）
　　　　　　日本大学医学部附属板橋病院
　　　　　　新生児集中ケア認定看護師

【キャラクター】大羽　りゑ
【本文図版】　タナカ　ヒデノリ
【本文イラスト】加賀谷　育子
【編集協力】　株式会社エディトリアルハウス

看護の現場ですぐに役立つ
新生児看護のキホン

発行日　2020年　8月18日　　　第1版第1刷

編　著　菅野　さやか

発行者　斉藤　和邦
発行所　株式会社　秀和システム
　　　　〒135-0016
　　　　東京都江東区東陽2-4-2　新宮ビル2F
　　　　Tel 03-6264-3105（販売）Fax 03-6264-3094
印刷所　三松堂印刷株式会社　　　　Printed in Japan

ISBN978-4-7980-5967-9 C3047